Sixpack-Guide für Anfänger

Wie Du wirklich durch effektives Bauchmuskeltraining Bauchfett loswerden kannst und einen sexy Waschbrettbauch bekommst

Inhaltsverzeichnis

Einleitende Worte

Lieber Leser,

ich will nicht lange fackeln und Dir zu Beginn direkt ein paar einfache Fragen stellen.

Wenn Du auch nur eine dieser Fragen mit einem „Ja“ beantworten kannst, ist dieses Buch definitiv das Richtige für Dich!

Möchtest Du einen attraktiven Körper haben, bei dem Frauen total schwach werden und Männer nur neidisch gucken können?

Hast Du es satt, Dich unwohl fühlen zu müssen, wenn Du mal ein enges T-Shirt trägst oder gar Dein T-Shirt ausziehen musst? Möchtest Du viel lieber mit ansehen, wie Frauen verrückt werden und Männer neidisch staunen, wenn Du Dein T-Shirt ausziehst oder hochhebst?

Bist Du des Weiteren qualvolle Diäten und schweißtreibende Ausdauereinheiten leid, die Dir sowieso nichts anderes außer Frust gebracht haben? Möchtest Du nicht stattdessen einfach nur möglichst effektiv Fett verbrennen und ein knackigen Sixpack endlich Dein Eigen nennen können?

Dann habe ich hier genau den richtigen Ratgeber für Dich geschrieben!

Du wirst nämlich nicht nur sehr wahrscheinlich bald mit einem knackigen Sixpack herumstolzieren können, sondern dieses auch noch vergleichsweise schnell erhalten.

Und zwar völlig ohne Quälerei, ominösen Diäten und leeren Versprechungen, die dann nur demotivieren.

Denn ich habe großen Wert darauf gelegt, Dir nur Wissen und Praxistipps mitzugeben, die bereits bei einer Anzahl von Männern im hohen zweistelligen Bereich funktioniert haben.

Es nutzt nämlich nichts, wenn ich wie viele andere „Ratgeber" Dir nur Wissen und Erfahrung von mir weitergebe.

Jeder Körper ist nämlich anders. Und wenn ich Dir jetzt nur näherbringe, was bei mir gut funktioniert hat, heißt das noch lange nicht, dass es auch bei Dir funktioniert und wir verfehlen beide unser Ziel.

Du bist demotiviert und gibst auf und ich habe es dann nicht geschafft, einem weiteren Mann zu seinem knackigen Sixpack zu verhelfen.

Es ist nämlich im Prinzip ganz einfach, wenn man ein paar grundlegende Dinge beachtet und vielleicht werden Dir diese Dinge bereits bekannt sein. Denn es ist kein Hexenwerk, man muss es „nur" durchziehen!

Deswegen habe ich nicht nur Wissen in dieses kleine Buch gepackt, was Dir zum Sixpack verhilft. Zusätzlich erfährst Du nämlich allgemein etwas über gesunde Ernährung, Fett verbrennen am Bauch, Muskelaufbau und ein wenig über psychologische Tricks zur Motivation.

Doch warum dann überhaupt dieser Ratgeber, wenn jeder eigentlich in etwa weiß, wie man ein Sixpack bekommt?

Weil ich nämlich auch schon unzählige Ratgeber, Zeitschriftenartikel und Bücher dazu gelesen habe. Doch mir persönlich half davon kaum etwas.

Warum nicht? Weil diese in der Regel nicht am Problem ansetzen.

Es ist nämlich schön und gut Wissen zu haben, weil Wissen ja bekanntlich Macht ist. Aber, wenn man das Wissen nicht anwendet, macht das Wissen auch nichts.

Verstehst Du, was ich meine?

Alleine durch Wissen, wie Du ein Sixpack bekommen kannst, wirst Du noch lange keines bekommen. Du kannst ja gerne mal nach Lesen dieses Ratgebers unter Dein T-Shirt gucken. Aber da wirst Du vermutlich kein Sixpack finden.

Deshalb habe ich, besonders in den ersten Kapiteln, großen Wert darauf gelegt, Dir näherzubringen, was es braucht, um lästiges Bauchfett loszuwerden.

Zudem erfährst Du, was falsche Gründe sein können, um ein Sixpack zu bekommen und welche Vorteile ein Sixpack wirklich hat, die Dir aber jeder verschweigt.

Des Weiteren möchte ich Dir eine Einführung geben, was in den nächsten Kapiteln explizit auf Dich wartet. Du wirst erfahren:

- Warum viele Männer scheitern, ein Sixpack zu bekommen

- Warum ein Sixpack ein Statussymbol zu sein scheint

- Was eigentlich hinter diesem „Statussymbol“ steckt

- Was es wirklich für Vorteile hat, ein Sixpack zu haben

- Welche Mythen es rund ums Sixpack gibt, damit Du nicht auf diese hereinfällst und demotiviert aufgibst

- Welche 4 Säulen es lediglich für ein knackiges Sixpack braucht

- Wie Du Dein Bauchmuskeltraining und allgemeines Training gestalten solltest (inkl. Trainingsplanvorschlägen und Bauchmuskelübungen)

- Warum Ernährung einen Großteil Deines Erfolges ausmacht und worauf

Du unbedingt achten musst, um einen Waschbrettbauch zu bekommen

Doch bevor Du nun mit dem Lesen startest, möchte ich Dich noch auf Folgendes hinweisen.

Es hat sich für einige Testleser als extrem hilfreich erwiesen, eine Vorabzusammenfassung zu lesen, um schon einmal zu wissen, worum es so in etwa gehen wird. Dadurch wiederholt sich dann im Verlauf dieses kleinen Buches das Wissen nämlich und festigt sich so.

Daher möchte ich Dich bitten, einmal kurz bis zum Schlusswort zu blättern und Dir die Zusammenfassung dort kurz durchzulesen. Das sind nur ein paar Sätze und dauert also nicht so lange. Doch andere fanden es eben hilfreich.

Wenn Du das getan hast, möchte ich Dich auf eine weitere Sache erneut hinweisen. Ich habe bereits einer Anzahl an Männern im hohen zweistelligen Bereich helfen können, ihr Sixpack zu bekommen. Das hatte aber immer eine grundlegende Voraussetzung.

Nämlich, dass sie das Wissen, was ich an sie weitergebeben habe, auch so gut es geht umsetzen. Und das möchte ich Dich auch bitten.

Bevor Du also mit dem Lesen beginnst, möchte ich, dass Du Folgendes mir entweder per E-Mail an Kontakt.Benjamin.Melzer@gmail.com oder auf einen Zettel schreibst:

„Ich, NAME, setze das gelernte Wissen 1:1 um. Wenn ich etwas nicht verstehe, informiere ich mich oder schreibe Benjamin eine E-Mail. Ich gebe nicht auf, egal, wie hart es wird. Ich habe schon bald ein Sixpack. Und erst dann darf ich aufgeben/aufhören."

Damit trickst Du Deinen Verstand aus. Denn dadurch, dass Du es aufgeschrieben hast, hast Du praktisch einen Vertrag mit Dir selbst geschlossen, den es einzuhalten gilt.

Falls Du mir eine E-Mail geschrieben hast, ist dies noch besser. Weil ich dann von Deinem Ziel weiß und Du einen anderen Menschen dann weniger enttäuschen möchtest, als Ausreden zu finden und einfach aufzugeben.

Es geht nun bald mit dem ersten Kapitel los. Lies Dir vorab nun die Zusammenfassung am Ende des Buches durch, wenn Du es noch nicht getan hast.

Und dann wünsche ich Dir nun viel Spaß beim Lesen. Bald hast Du ein Sixpack. Freust Du Dich schon?

Ich freue mich jedenfalls schon für Dich,

Dein Ben

Kapitel 1: Warum jeder ein Sixpack will und auch Du eines haben solltest

Bevor wir in den nächsten Kapiteln darauf eingehen, wie Du ein knackiges Sixpack bekommst, sollten wir uns vorher Gedanken zum „Warum“ machen.

Denn, hast Du Dich schon einmal gefragt, warum ein Sixpack eigentlich so anziehend wirkt? Warum möchte jeder Mann irgendwann in seinem Leben mal ein Sixpack haben?

Warum schwärmen Frauen davon, freuen sich aber auch, wenn ihr Mann oder Freund ein bisschen Speck hat? Was begründet diesen Widerspruch?

Um diese Fragen zu beantworten, müssen wir etwas in die menschliche Psyche eindringen. Doch, wenn Du mir auf dieser Reise folgst, verspreche ich Dir Bewusstsein. Bewusstsein wofür?

Ein Bewusstsein dafür, warum Du ein Sixpack haben solltest und warum nicht. Des Weiteren ein Bewusstsein dafür, was ein Sixpack alles ausdrückt, außer sechs meist rechteckige Muskeln auf dem Bauch zu zeigen.

Sixpacks in den Medien

Ist Dir schon einmal aufgefallen, dass knackige Sixpacks meist in Werbungen oder Filmen auftauchen? „Magic Mike", „Gladiator", „300" und unzählige Filme mehr haben gerade zu als Aushängeschild einen Mann, mit einem knackigen Sixpack.

Ein Sixpack ist in solchen Filmen nahezu nicht mehr wegzudenken!

Auch in Werbungen für Unterwäsche oder auf Verpackungen haben die Männer meist Sixpacks, wenn auch manchmal nur leicht angedeutet.

Doch warum ist das so? Darüber kann man leider nur mutmaßen. Einige der wichtigsten Aspekte bringe ich Dir gleich noch näher, die definitiv eine Rolle spielen.

Ich wollte Dir mit dem Thema „Sixpack in den Medien" lediglich aufzeigen, dass Sixpack´s allgegenwärtig sind und sich deshalb vermutlich in unser Unterbewusstsein eingebrannt haben.

Und noch etwas ist dabei entscheidend. Meist haben die Leute ein Sixpack, die erfolgreich, harte Kerle, Womanizer oder Ähnliches sind.

Das heißt, Du verbindest automatisch ein Sixpack mit all diesen Eigenschaften. Das ist natürlich ein psychologischer Trick, der Dir und den Frauen das Sixpack attraktiver erscheinen lässt, als es vielleicht ist. Doch dazu gleich mehr.

Jedenfalls lässt sich festhalten, dass ein Sixpack eine Art „Promi“ unter den Muskeln ist. Überall ist es zu sehen, jeder liebt es auf den ersten Blick und eine Art Statusmerkmal scheint es auch zu sein. Denn nur harte, erfolgreiche, gut aussehende Kerle haben es.

Zumindest, wenn man in die Medienlandschaft schaut.

Ein Sixpack ist also überall zu sehen und um zum Kreis dieser erfolgreichen, attraktiven Männer dazuzugehören, müssen wir also auch eines haben.

Das ist natürlich wenig erstrebenswert, wenn es nicht noch andere Vorteile hätte ein Sixpack zu haben. Und dazu kommen wir jetzt.

Zeugt von Disziplin

Ein Sixpack zu bekommen ist nicht leicht, das weiß wohl jeder, der es einmal versucht hat.
Es sei denn, man ist so dünn, dass die Oberarme so dünn wie die Unterarme sind, dann geht man ein paar Mal joggen und hat ein Sixpack.

Du wirst das sicherlich von Deinen extrem dünnen Freunden kennen, die dann gerne damit prahlen, ein Sixpack zu haben.

Doch ein Sixpack bei dünnen Typen ist wie Brüste bei dicken Frauen. Tut mir leid, aber das zählt eben nicht.

Falls Du also Wert darauf legst, einen rundherum muskulösen Körper aufzubauen, dessen Besonderheit ein ausgeprägtes Sixpack ist, ist das also nicht einfach eines zu bekommen.

Da wirst Du mir sicherlich zustimmen.

Vielleicht hast Du Dich ja auch ein paar Wochen mit Sport und strenger Diät abgequält, aber irgendwie hat es immer noch nicht zu einem Sixpack gereicht.

Ein Sixpack braucht nämlich in der Regel eine gewisse Menge an Disziplin. Und eines zu haben, strahlt diese Disziplin dann eben auch aus!

Vielleicht werden Männer mit Sixpack deshalb als erfolgreicher eingestuft. Wenn sie nämlich diesbezüglich schon diszipliniert sind, dann doch bestimmt erst Recht, wenn es ums Geschäft geht oder wonach sich auch immer Erfolg bemisst, oder?

Okay, ein Sixpack wirkt also anziehend, weil es ein ehrliches Zeichen dafür ist, dass man diszipliniert ist. Man kann darüber schließlich schlecht täuschen.

Man kann sich dicke Sachen anziehen, unzählige Kalorien in sich hinein schaufeln, nur die Arme trainieren und dann nachher damit prahlen wollen, dicke Muskeln zu haben. Das ist aber lediglich eine Täuschung. Denn unter dem T-Shirt hat sich dann meist eine stattliche Wampe angesetzt.

Über ein Sixpack kann man aber nicht täuschen. Entweder man hatte die nötige Disziplin dafür und hat eines oder eben nicht. So einfach ist das.

Bessere Wirkung der anderen Muskeln

Die Überschrift sagt es klar und deutlich. Wenn Du ein Sixpack hast, sehen auch die anderen Muskeln krasser aus. Vorausgesetzt, Du hast auch andere Muskeln und bist nicht einfach ein dünner Typ, der zwei, drei Mal joggen gegangen ist und ein paar Situps gemacht hat.

Vielleicht ist Dir ja auch schon aufgefallen, dass jemand, der etwas weniger Muskelmasse, aber ein Sixpack hat, gleich krasser aussieht als ein massiger, eher dicker Typ.

Die Schultermuskeln sind besser zum Oberarm abgegrenzt, die Brustmuskulatur ist sehniger und sieht krasser aus und auch der Rücken gleicht eher einer Alpenlandschaft mit Erhöhungen und tiefen Tälern, als einer breiten, dicken Masse.

Doch woran liegt das? Nun ja, um ein Sixpack zu bekommen, brauchst Du leider einen niedrigen Körperfettanteil (Kfa). Wie Du diesen bekommst und worauf Du dabei achten musst, erfährst Du an späterer Stelle, keine Sorge.

Dieser niedrige Kfa hat nicht nur zur Folge, dass Du ein knackiges Sixpack hast, sondern auch, dass Du wenig Fett über den anderen Muskeln liegen hast.

Das heißt übersetzt, dass zwischen Haut und Muskeln nicht mehr viel Platz für Fett verschwendet wird. Die drahtigen Fasern der Muskeln liegen also dann möglichst nah unter der Haut.

Ebenso sind die Venen, Arterien und kleinere Adern besser zu erkennen, besonders, wenn Du aufgepumpt bist.

Das hat wiederum zur Folge, dass Du beim Training eher wie ein gefährliches Biest aussiehst, als ein speckiger Bär, der sich grad seinen Winterspeck angefuttert hat.

Okay, ein Sixpack wirkt also nicht nur wegen sich selbst anziehend, sondern auch deshalb, weil es das Aussehen der anderen Muskeln extrem beeinflusst.

Es zeugt von Ahnung, was man isst

Warum zeugt es von Ahnung, was man isst, wenn man ein Sixpack hat? Nun, weil Ernährung mithin die wichtigste Rolle spielt, wenn es darum geht, seine Muskeln zu erhalten und gleichzeitig seinen Kfa zu senken.

Man kann nicht einfach irgendetwas in sich rein schaufeln und dann hoffen ein Sixpack zu bekommen. Vielleicht hast

Du genau das auch feststellen müssen, als Du einmal versucht hast ein Sixpack zu bekommen.

Man muss nicht unbedingt eine strenge Diät halten, um ein Sixpack zu bekommen. Dazu erzähle ich Dir allerdings im nächsten Kapitel mehr, wenn es um Mythen geht.

Jedenfalls weiß wohl jeder, der ein Sixpack an einem muskulösen Körper mit gesundem Aussehen sieht, dass diese Person sich gesund ernähren muss, um „nicht vom Fleisch zu fallen“.

Das wissen die meisten allein schon deshalb, weil sie kein Sixpack haben, während sie sich nicht allzu gut ernähren. Ausgenommen ist da wieder der extrem dünne Typ, der schwer Fett (aber auch Muskeln) ansetzt, weil er einen ziemlich hohen Stoffwechsel hat.

Diese Menschen werden auch als „Hardgainer“ charakterisiert. Mein Cousin ist so ein Hardgainer. Er muss teilweise am Tag bis zu sieben Mal das Richtige essen, um möglichst viel Muskelmasse und wenig Fett aufzubauen. Aber er hat es geschafft.

Es ist also möglich, wenn man weiß, wie es geht. Und davon zeugt eben ein Sixpack. Davon, dass man weiß, wie man sich ernähren muss, um „durchtrainiert" auszusehen.

Unabhängig davon, ob man nun ein Hard- oder Softgainer ist. Softgainer müssen nämlich genauso penibel auf die Ernährung achten. Sie bauen zwar schneller Muskelmasse auf, aber eben auch Fett.

Mehr musst Du dazu auch eigentlich nicht wissen. Achte einfach darauf, ob Du schnell „zulegst" oder Dir Deine Masse hart erkämpfen musst.

Man treibt abwechslungsreichen Sport

Als nächster Gesichtspunkt, warum ein Sixpack anziehend wirkt, ist offensichtlich zu nennen, dass man abwechslungsreichen Sport treibt.

Es geht eben nicht nur darum, das ganze Jahr über schwere Gewichte zu „pumpen“ und sich mit Essen vollzustopfen.

Man hat eben nicht 365 Tage Massephase. Stattdessen scheint man abwechslungsreich zu trainieren. Man baut Muskeln und Muskelmasse auf, aber betreibt ebenso Ausdauersport, zumindest in einem gewissen Maße.

Die meisten Leute haben nämlich recht wenig Ahnung von Sport und Ernährung. Zumindest, wenn es in die Tiefe geht.

Sie denken deshalb, dass man viel Joggen gehen und Ausdauersport betreiben muss, um ein Sixpack zu bekommen.

Deshalb ist es selbst für diese Leute offensichtlich, dass man sich nicht nur dicke Muckis antrainiert.

Und wenn man abwechslungsreichen Sport betreibt, wirkt man auch gleich sympathischer als die dicken Kerle, die angeblich nichts im Kopf, aber alles in den Muskeln hätten und dann wahrscheinlich auch noch Anabolika nehmen würden.

Das ist natürlich nur ein Vorurteil, aber Du weißt sicherlich, worauf ich hinaus möchte.

Ein Sixpack wirkt also gleich etwas sympathischer als bloße dicke Muskelmasse und wirkt anziehend, weil es davon zeugt, dass man sich mit Sport auskennt und abwechslungsreichen Sport betreiben muss.

Warum Du ein Sixpack haben solltest

Als Letztes möchte ich darauf eingehen, wie ein Sixpack für DICH anziehender wirken kann, sodass Du genügend Motivation hast, um Dein knackiges Sixpack auch zu erreichen. Und zwar völlig abseits der offensichtlichen Gründe, warum andere ein solches attraktiv finden.

Ein Grund war für mich damals, endlich mal eines zu haben. Einfach mal alles in Kauf zu nehmen und durchzuziehen, was es dafür braucht. Denn nur dann weiß ich erstens, wie hart es ist ein Sixpack zu bekommen und dabei seine restlichen Muskeln zu behalten.

Zweitens kann ich dann damit im Sommerurlaub angeben. Das war damals ehrlich gesagt meine Motivation, um ein Sixpack zu bekommen. Ich hatte halt vorher noch nie eines.

Vielleicht ist das ja auch Deine Motivation, aber ich muss zugeben, dass das ein schlechter Motivator ist, der meistens dazu führt, dass man nicht durchhält und aufgibt.

Denn, wenn man erst einmal sieht, dass es etwas schwieriger ist, als man dachte, ist einem schnell egal damit prahlen zu können.

Deshalb möchte ich Dir an dieser Stelle ein paar Aspekte nennen, die Dich langfristig motivieren können ein Sixpack zu bekommen.

Zunächst einmal wären da alle bisher in diesem Kapitel genannten Aspekte der Außenwirkung. Du wirst nämlich gleich als erfolgreicher, kompetenter und disziplinierter eingestuft.

Als Nächstes lernst Du eine Menge über Dich selber. Denn vielleicht zum ersten Mal in Deinem Leben wirst Du erfahren, welchen Stellenwert Ernährung wirklich in Deinem Leben hat. Was es heißt, wenn Du bestimmte Lebensmittel isst und andere nicht.

Du erfährst also am eigenen Leibe, wie viel produktiver, wacher und glücklicher Du bist, wenn Du Dich auf eine bestimmte Art und Weise ernährst. Und ebenso, wie viele müder, gereizter und unkonzentrierter Du bist, wenn Deinem Körper etwas fehlt.

Des Weiteren eignest Du Dir ein Durchhaltevermögen an, was Du in anderen Bereichen Deines Lebens gut gebrauchen kannst. Weil Durchhaltevermögen keine Gabe ist, die die einen haben und andere nicht, sondern wie eine Art Muskel im Gehirn ist, welchen Du auch trainieren kannst.

Als Nächstes möchte ich Dir das unglaubliche Gefühl des Erfolges etwas geschafft zu haben nicht verheimlichen. Du hast das geschafft, wovon viele andere Träumen und womöglich nie erreichen werden!

Ebenso wirst Du Verantwortungsbewusstsein erlangen.

Jeder Fehltritt, ob trainingstechnisch oder ernährungstechnisch, hat Auswirkungen auf Deinen Erfolg. Und diese Erkenntnis lässt sich beliebig auf andere Bereiche Deines Lebens übertragen.

Ich könnte diese Liste noch endlos weiterführen, aber zuletzt sei einfach nur gesagt, dass Du gesünder leben wirst, wenn Du die Reise zu Deinem Sixpack mit mir startest und durchziehhst.

Du weißt dann genauer, welche Wirkungen bestimmte Lebensmittel auf Deinen Körper haben und wie es ist sich durchzubeißen.

Und wenn Du es einmal in Deinem Leben geschafft hast, weißt Du erstens besser, worauf Du achten musst, wenn Du wieder ein Sixpack haben oder es erhalten willst.

Zweitens kannst Du es einfach viel schneller erreichen als andere, die immer noch träumen, während Du das zweite Mal in Deinem Leben ein Sixpack vorweisen kannst.

Was übrigens auch hilft, um Dich zu motivieren, ist Dir erstens diese Vorteile aufzuschreiben und irgendwo hinzuhängen, wo Du sie immer sehen kannst.

Und zweitens Dir Sixpack´s auf Bildern anzusehen und Dich somit immer wieder aufs Neue zu motivieren, wie geil auch Du bald aussehen wirst.

Ich hoffe Dir ist nun klar, dass ein Sixpack zu haben enorm viele Vorteile haben kann. Nicht nur in der Außenwirkung, sondern auch für Dich selbst.

Die Reise zu Deinem Sixpack kann also nun beginnen.

Kapitel 2: Mythen rund ums Sixpack, die Deinen Erfolg sabotiert haben

Doch bevor wir dazu kommen, was es alles für ein knackiges Sixpack braucht, möchte ich mit ein paar Mythen aufräumen.

Denn falsche Hoffnungen demotivieren nur und nehmen die Geschwindigkeit aus Deiner Fahrt zum Erfolg.

Zudem erschweren sie einfach allgemein ein Sixpack zu bekommen, weil man verwirrt, verunsichert und illusioniert wird. Man läuft von Sackgasse zu Sackgasse ohne das Ziel zu erreichen.

Damit Dir dies nicht geschieht, decke ich in diesem Kapitel populäre Mythen auf und erkläre Dir, was tatsächlich stimmt.

Jeder kann ein Six- oder Eightpack haben

Stimmt. Wenn er oder sie es sich entweder aufmalen oder die genetische Veranlagung dafür besitzen, dann kann jeder ein Six- oder Eightpack haben.

Leider ist es so, dass es verschiedene Bauchmuskeltypen gibt. Genauso, wie einige Leute schnell Muskelmasse an den Beinen zunehmen und andere dafür an den Armen, haben die einen „schönere“ Bauchmuskeln und die andere eben nicht so schöne.

Was meine ich genauer damit? Es gibt Bauchmuskeltypen, die sehen aus wie ein Waschbrett. Daher auch die Bezeichnung „Waschbrettbauch“.

Ich persönlich bin damit leider nicht gesegnet. Die beiden oberen Sixpackreihen gleichen noch einigermaßen diesen „Paketen“, die man von Fitnessmodels kennt.

Die unteren „Sixpackpakete“ stechen allerdings nicht mehr so hervor. Und das liegt nicht daran, dass sie unter einer Schicht Fett vergaben wären, sondern schlichtweg daran, dass ich genetisch bedingt flache Bauchmuskeln habe.

Zudem sind bei mir die Seiten an der Hüfte recht ausgeprägt, sodass sie die unteren Bauchmuskeln in der seitlichen Betrachtungsebene etwas überdecken.

Meinen langjährigen Trainingspartner hat es aber noch etwas schlechter getroffen, wie ich finde.

Bei ihm sitzen die einzelnen „Bauchmuskelpakete“ sogar versetzt. Zumindest die obersten vier. Die unteren sind fast gar nicht zu sehen.

Es kann also leider nicht jeder ein ästhetisches Six- oder Eightpack haben.

Doch vielleicht trainieren die meisten auch einfach falsch? Durch richtiges Training kann man das doch bestimmt schaffen?

Das sind Fragen, die oft zu hören bekomme und ich kann Dir versichern, dass man zwar das Aussehen des eigenen Sixpacks etwas optimieren, aber leider nicht grundlegend verändern kann.

Sprich, man kann die dicke der Muskeln etwas verändern und ein wenig auch die Tiefe der Furchen zwischen den „Paketen“, aber mehr ist da leider nicht wirklich drin. Vor allem die Position kann man leider nicht verändern.

Nicht jeder kann also ein Six- oder Eightpack als solches bekommen. Aber seinen Bauchmuskeltyp bestmöglich zum Vorschein bringen und in Szene setzen kann jeder.

Mit genug Bauchtraining wird das schon

Diesen Mythos habe ich ja vorhin schon kurz angesprochen. Viele Leute kommen nämlich zu mir und meinen, dass man nur hart genug und richtig trainieren müsste und dann würde man schon ein Six- oder gar Eightpack bekommen.

Eight, also Acht ist höher als die Zahl Sechs. Das heißt ja schließlich, dass man für ein Eightpack nur härter trainieren muss, als für ein Sixpack, oder?

Die Überlegung ist natürlich logisch richtig. Jedoch weißt Du bereits, dass die Genetik nach anderen Regeln spielt.

Wenn Du genetisch eine Ausprägung zum Fourpack hast, dann kannst Du den ganzen Tag, jeden Tag die Woche Deine Bauchmuskeln trainieren und wirst kein Eightpack bekommen.

Es sei denn, Du schneidest Deine vier Bauchmuskelpakete jeweils durch. Kleiner Scherz am Rande.

Mehr Training führt also (leider) nicht zu mehr Bauchmuskelpaketen.

Zumal mehr Training der Ausbildung Deiner Bauchmuskulatur auch schaden kann, doch dazu mehr im „Trainingskapitel“.

Außerdem bedenken die meisten nicht, die mir den Satz um die Ohren knallen, dass Training nur einen Bruchteil des Erfolges ausmacht.

Ich will nicht lange fackeln, sondern Dir sagen, wie es ist.

Das Training macht 30% und die Ernährung ganze 70% Deines Erfolges aus, ein Sixpack zu bekommen.

Ich kann Dir das zwar so sagen, aber Du wirst das vermutlich erst mit folgendem Beispiel wirklich verstehen.

Stelle Dir einmal eine Baustelle vor.

Auf dieser Baustelle sind Bauarbeiter, Materialien, Baupläne und genug Platz, um etwas Schönes zu bauen.

Zudem gibt es einen Vorarbeiter. Nennen wir ihn Herbert. Herbert wechselt sich jedoch in seiner Schicht oft mit Ralph ab.

Beide Vorarbeiter unterscheidet aber eine wichtige Tatsache. Herbert mag es lieber langsam, kontrolliert und entspannt. Ralph hingegen treibt seine Mitarbeiter gerne an und wenn er könnte, würde er wahrscheinlich noch eine Peitsche verwenden, wie damals die Sklaventreiber im alten Ägypten.

Doch verstehe das nicht falsch. Beide Vorarbeiter sind beliebt, die Mitarbeiter vertrauen ihnen und tun in der Regel alles, was sie sagen.

An einem sonnigen Tag hat Herbert Schicht. Er schaut sich die Baupläne an, gibt seinen Mitarbeitern Anweisungen, wie sie die Materialien zu verbauen haben und sie machen sich an die Arbeit.

Nach etwa fünf Monaten haben sie locker flockig das Fundament eines Hauses fertig gebaut (Ich muss an dieser Stelle kurz einschieben, dass ich keine Ahnung habe, wie lange der Bau eines Fundamentes wirklich dauert. Ist aber auch nicht weiter relevant).

Ralph hingegen ist mit einem anderen Bauvorhaben beschäftigt. Er organisiert alles fachmännisch, lässt die Arbeiter Überstunden schieben, macht den Lieferanten Feuer unterm Hintern, sodass sie möglichst schnell die benötigten Materialien anliefern und so wird das Fundament eines anderen Hauses in etwa zwei Monaten fertig!

Die Arbeiter sind natürlich erschöpft, aber sie haben etwas geschafft, was die

Arbeiter von Herbert nicht geschafft haben. Das liegt aber auch nur daran, dass Ralph super organisiert war, die richtigen Baupläne hatte und es geschafft hat, dass immer genügend Material vorhanden war, welches die fleißigen Arbeiter verbauen konnten.

Doch was hat diese Geschichte mit dem Aufbau eines knackigen Sixpacks zu tun, wirst Du Dich vermutlich fragen. Vielleicht hast Du es aber auch schon durchschaut.

Lass mich Dir einige Fragen zu dem Beispiel stellen, sodass Du einsiehst, wie wichtig jeweils Training und Ernährung für Deinen Erfolg sind.

Wofür stehen die einzelnen Dinge? Der Vorarbeiter, die Baupläne, die Materialien und die Arbeiter?

Der Vorabeiter ist der Willen, den Du aufbringst, um Dein Ziel zu erreichen. Hast Du den Willen eines Herberts, wirst Du länger brauchen. Hast Du eher den

Willen eines Ralphs, wirst Du schneller zum Erfolg kommen.

Die Baupläne sind Deine jeweiligen zyklischen Trainingspläne. Was machst Du wann und wie viele Wochen lang? Wo setzt Du an? Was trainierst Du wie?

Wenn Du planlos vorgehst, wird das Ganze nichts und das Fundament für Deinen Erfolg wird brüchig, weil Du irgendetwas vergessen hast.

Die Mitarbeiter sind Dein Stoffwechsel. Entweder sie arbeiten locker flockig oder auf Hochtouren. Irgendwann kann Dein Körper auch nicht mehr, weil er zu lange zu viel geleistet hat. Er braucht dann eine Pause. Berücksichtige das.

Und als Letztes sind die Materialien zu nennen. Diese sind die Nährstoffe, die Du Deinem Körper zum Bau Deines Sixpacks und Deiner Muskeln zur Verfügung stellst.

Okay, Du weißt nun, was die einzelnen Dinge in der Geschichte übersetzt bedeuten sollen. Doch, was hat das mit der 70:30 Verteilung von Ernährung zu Training zu tun?

Ganz einfach. Stelle Dir dafür einfach vor, Du hättest alle Dinge. Vorarbeiter Ralph, Mitarbeiter, super Baupläne, aber eines fehlt Dir. Die Baumaterialien.

Nun müssen die Mitarbeiter natürlich arbeiten, sonst bekommen sie Ärger. Und Ralph treibt sie weiter an. Also was machen die Mitarbeiter, um etwas zu tun?

Sie fegen bestenfalls. Ansonsten bauen sie erst etwas auf und dann wieder ab, um es wieder aufzubauen. Sie haben dann immerhin gearbeitet.

Bis zur nächsten Materiallieferung kann es allerdings sein, dass sie nicht wirklich vorangekommen sind. Und schon sieht Dein Bauwerk, wie viele Bauwerke in Griechenland aus, wo den Bauherren das Geld ausgegangen ist. Sie stehen als Ruinen auf dem Feld, bis Geld und Materialien wieder zur Verfügung stehen.

Man kommt einfach nicht voran und kann noch so viel an seinem Körper arbeiten. Es wird nicht mehr.

Es kommt sogar noch schlimmer, wenn man bedenkt, dass sich Materialien bei der Verwendung ja auch abnutzen. Der ganze Mörtel, die einzelnen Steine, die immer wieder aufeinanderprallen. Alles nutzt sich, je öfter es verwendet oder verarbeitet werden muss, weiter ab.

Somit kann es also durchaus sein, dass Du Rückschritte beim Bau Deines Fundamentes gemacht hast, bis das nächste Material eintrifft und Du erst einmal Deine alten, bereits verwendeten Materialien ersetzen musst, weil diese abgenutzt sind.

Doof, oder?

Wenn Du hingegen immer genügend Materialien oder sogar etwas mehr zur Verfügung hast, könnten Deine Mitarbeiter sogar Überstunden einlegen und würden viel schneller fertig oder sogar noch etwas extra aufbauen. Sie haben ja genug Zeit und Materialien.

Deshalb ist Ernährung doppelt so wichtig, wie Training. Das Training bringt nur einen Stein ins Rollen. Es setzt einen Impuls für Deinen Körper etwas aufzubauen.

Doch Du musst ihm auch die nötigen Nährstoffe zur Verfügung stellen! Welche das sind und wie viele Du brauchst, erfährst Du im Ernährungskapitel.

Dass Du allerdings nur genug trainieren brauchst und dann schon ein Sixpack bekommst, stellt sich also offensichtlich als Mythos heraus. Eher musst Du genügend von dem Richtigen essen, um ein Sixpack zu bekommen, statt Dich beim Training mehr abzurackern.

Man muss wenig, bis gar nichts essen oder zumindest strenge Diät halten

Und damit kommen wir auch schon zum nächsten Mythos.

„Ich möchte abnehmen, also darf ich nichts essen.“ Wie oft habe ich diesen Satz, besonders von den Damen der Schöpfung schon gehört? Ich will es mal so sagen. Wenn ich jedes Mal auch nur einen Cent bekommen hätte, könnte ich mir direkt den nächsten Urlaub gönnen.

Um ein Sixpack zu bekommen, muss man seinen Kfa senken, das weißt Du ja bereits. Und dann denken eben viele, dass sie einfach weniger essen müssten. Was auch daran liegt, dass in vielen Zeitschriften und Ratgebern steht, dass man weniger Kalorien zu sich nehmen muss, als man verbraucht.

Im Grundsatz ist das ja richtig, aber das heißt nicht, dass man einfach weniger essen sollte. Was würde in unserem vorherigen Beispiel dann bitte passieren? Das Erbaute würde einstürzen, weil man die abgenutzten Baubestandteile nicht ersetzen könnte. Und langsam aber sicher würde alles, was man sich mühsam aufgebaut hat vernichtet.

Mit anderen Worten: Du solltest darauf achten, nicht weniger, sondern das Richtige zu essen!

Dann kannst Du nämlich die Muskelmasse erhalten, die Du aufgebaut hast und langsam aber sicher die unnötigen Fettpolster schmelzen lassen.

Es bringt ja schließlich nichts auf der Baustelle ein paar Zäune liegen zu haben, wenn man die für den Hausbau gar nicht braucht. Stattdessen werden Stahlträger marode. Man hat aber Zäune anliefern lassen. Du siehst das Problem.

Wenn Du Deinem Körper schon weniger zuführst, als er verbraucht, dann doch bitte das Richtige.

Ein Sixpack sieht immer gut aus

Okay, kommen wir zum letzten Mythos. Und zwar denken viele, dass ein Sixpack immer gut aussieht.

Leider stimmt das in ein paar Fällen nicht.

Erstens, wenn der Typ oder das Mädel spindeldürr ist. Dann sieht das einfach nur abgemagert aus. Oder denkst Du, wenn Du ein knackiges Sixpack vor Augen hast, an einen mageren oder eher an einen muskulösen Typen?
Es ist also wichtig, dass Du Deinen ganzen Körper mit Muskeln bestückst, um einen rundherum schönen Eindruck mit Deinem Sixpack zu hinterlassen.

Zumindest gibt es ein paar Muskeln, die das Aussehen und den Effekt Deines

Sixpacks noch verbessern, doch dazu mehr im Muskelkapitel dieses Buches.

Als Nächstes sei noch einmal erwähnt, dass es verschiedene Arten von Sixpacks gibt. Leider sind wir durch soziale Medien, Werbung und so weiter, darauf „eingeschossen“ nur ein symmetrisches Six- oder Eightpack als „schön“ zu empfinden.

Alle anderen Sixpacktypen sehen dann etwas sonderlich aus und werden leider nicht mehr als besonders schön wahrgenommen.

Deshalb möchte ich an dieser Stelle ehrlich zu Dir sein und mit dem Mythos aufräumen, dass JEDES Sixpack gut aussieht. Verrenne Dich also nicht in Illusionen, falls Dein Sixpack nun nicht allzu ästhetisch aussieht.

Die Vorteile aus dem ersten Kapitel wirst Du dennoch ernten. Keine Sorge. Du wirst also dennoch für diszipliniert, gesund, sportlich und so weiter eingestuft, auch wenn der Schönheitsaspekt etwas nach hinten rückt.

Soviel also dazu. Nun sind wir auch schon am Ende dieses Kapitels mit den verbreitesten Mythen rund um das Sixpack angelangt. Ich hoffe ich konnte Dir etwas die Augen öffnen und habe Dich nicht zu sehr abgeschreckt.

Denn in den kommenden Kapiteln werden wir gemeinsam erarbeiten, was es braucht, um ein knackiges Sixpack zu bekommen.

Folge mir!

Kapitel 3: Die 4 Säulen eines knackigen Sixpack´s

Was macht einen Sixpack eigentlich aus? Um nämlich ein knackiges Sixpack aufzubauen, muss man wissen, welche Komponenten dabei eine wichtige Rolle spielen.

Die vier wesentlichen Komponenten dafür, werde ich Dir in diesem Kapitel näherbringen und Dir einiges dazu erklären.

In diesem Kapitel erkläre ich Dir schon eine Menge vorab, sodass Du im Ernährungs- und Trainingskapitel dann etwas vertiefte Umsetzungstipps und geheime Tipps und Tricks des Bodybuilder mit auf den Weg bekommst, um schnellstmöglich in den Spiegel schauen und Dein Sixpack erblicken zu können.

Muskeln

Als Erstes müssen natürlich die Muskeln an sich genannt werden. Jeder Mensch hat natürlich Bauchmuskeln. Stelle Dir einmal vor, wie wir durch den Alltag gehen würden, hätten wir keine Bauchmuskeln.

Die Bauchmuskeln bilden mit der Unterrückenmuskulatur den sogenannten „Core“. Es ist der Kern des Körpers.

Vom Core hängt so ziemlich alles ab. Deine Körperhaltung, Deine Körperspannung und oftmals auch, ob Du Bandscheibenvorfälle bekommst oder nicht.

Denn, was oft übersehen wird, ist die Tatsache, dass Muskeln die Gelenke, Sehnen, Bändern und Knorpelmasse entlasten und schützen, indem sie Stöße abfangen und alles in einer bestmöglich geraden Haltung halten.

Der gesundheitliche Aspekt wird Dich aber vermutlich nur nachrangig interessieren. Denn Dein Bestreben ist ja einfach nur ein knackiges Sixpack. Also spare ich mir weitere Ausführung dazu.

Dennoch brauchst Du, um ein knackiges Sixpack vorzeigen zu können, eine gewisse Muskelmasse. Andernfalls erscheinen Deine Bauchmuskelpakte flach und es wird zudem schwerer, sie freizulegen und gut sichtbar zu machen.

Denn die Furchen zwischen den einzelnen Paketen werden natürlich je tiefer, umso mehr Masse die Pakete selbst aufweisen. Dadurch wird der Kontrast größer und das Sixpack ist sichtbarer.

In diesem Kapitel werde ich lediglich allgemein etwas auf die Bauchmuskulatur eingehen. Wie Du am besten Deine Bauchmuskeln trainierst und was Du dabei beachten solltest, erfährst Du dann ja im Trainingskapitel.

Die Bauchmuskulatur wie wir sie kennen, unterteilt sich lediglich in drei Bereiche.

Das Sixpack als solches ist EIN Muskel. Dieser zieht sich zusammen („kontrahiert“), wenn wir die Schulterblätter vom Boden lösen. Je weiter wir dann die Schultern zu unseren Beinen bringen können, desto stärker kontrahiert die Bauchmuskulatur.

Natürlich kann man den Fokus beim Training eher auf den oberen oder unteren Bereich des Sixpacks legen, aber man trainiert immer den ganzen Muskel.

Doch, wenn das Sixpack ein Muskel ist, welche sind dann die zwei anderen Bauchmuskeln?

Ganz vereinfacht gesagt, die seitliche und schräge Bauchmuskulatur.

Wenn Du also Deinen Körper abwinkelst oder irgendwie eindrehst, werden diese beiden Muskeln aktiviert. Ich möchte da an dieser Stelle nicht vertiefender drauf eingehen.

Weil Dich Begriffe wie Musculus Obliquus Internus Abdominis oder zu wissen, dass dessen Ansatzpunkte an der Knorpelflächen der 9. Bis zur 12. Rippe sind, eher überfordern würden, als dass es Dir etwas bringen würde, das zu wissen.

Du musst nur lediglich wissen, dass es drei Arten von Bauchmuskeln gibt, die sich alle gegenseitig unterstützen, aber die Du auch alle trainieren solltest.

Doch um ein schönes Sixpack zu haben, musst Du eigentlich nur den geraden Bauchmuskel trainieren. Das ist das tolle. Auch wenn Du, wie gesagt, die anderen beiden mittrainierst.

Wichtig ist an dieser Stelle noch zu sagen, dass Du Dir überlegen solltest, welche Bauchmuskelart auf welche Weise ausgeprägt sein soll.

Denn, wenn Du die schräge und seitliche Bauchmuskultur mehr trainierst als die gerade, kann es sein, dass Dein Sixpack von den anderen beiden im Seitenprofil überdeckt wird. Das schadet natürlich dem Look Deines Sixpacks.

Überlege Dir also, ob Du eher wenige Wiederholungen mit schwererem Gewicht oder viele Wiederholungen mit leichtem Gewicht machen möchtest. Je nachdem, werden Deine Bauchmuskeln dicker oder flacher. Obwohl es dabei noch auf die genetische Verteilungen der einzelnen Fasertypen ankommt.

Niedriger Kfa

Doch eine Warnung! Es bringt nichts, sich dicke Bauchmuskeln anzutrainieren, die dann mit Fett überzogen sind!

Das führt nur dazu, dass Dein Bauch dicker erscheint, als er tatsächlich ist. Denn die Bauchmuskulatur liegt meist unter dem Fett.

Jeder hat nämlich bereits ein Sixpack. Nur meist ist dieses eben von mehr oder weniger Fett überzogen.

Und daher ist die zweite wichtige Komponente, um ein knackiges Sixpack vorweisen zu können, ein niedriger Körperfettanteil.

Doch wie bekommt man einen solchen? Oftmals kommen Leute ja auf die witzigsten Ideen, wenn sie nicht allzu viel Ahnung von Ernährung und Sport haben.

So kamen schon Vorschläge wie: „Ich könnte doch einfach weniger essen.“; „Ich lasse einfach das Fett in meiner Ernährung weg.“; „Ich trainiere einfach meine Bauchmuskeln mehr, dann schmilzt da doch sicherlich das Fett“ und noch viele mehr.

Die Wahrheit ist. Es nutzt alles nichts. Man muss den GESAMTEN Körperfettanteil senken. Denn oftmals schmilzt da als letztes das Fett, wo es als erstes ansetzt.

Und wenn Du schon länger mit einem kleinen Fettpolster am Unterbauch rumläufst, geht es Dir wie den meisten Menschen.

Denn an dieser Stelle war es damals zu längst vergessenen Zeiten von Vorteil, das Fett sitzen zu haben, sodass Organe schnell darauf zugreifen können.

Doch nun zum eigentlichen Thema zurück. Der Körperfettanteil muss runter! Detailliert erfährst Du dazu noch etwas im Ernährungskapitel.

Grundsätzlich jedoch musst Du weniger Kalorien über den Tag verteilt (!) zu Dir nehmen, als Du verbrauchst.

Eine Kalorie ist der Brennwert, den ein Nährstoff benötigt, um umgesetzt zu werden.

Eine Tafel Schokolade hat mehr Kalorien, als eine Beere. Das heißt sie braucht einen höheren Brennwert, damit die in ihr enthaltenen Nährstoffe „verwertet“ werden können.

Das Tückische ist jetzt, dass Brennwert nicht gleich Brennwert für den Körper ist. Und schon gar nicht, wenn es darum geht ein schönes Sixpack präsentieren zu können.

Eine Schüssel Salat mit Hähnchenstreifen kann nämlich den gleichen Brennwert wie eine kleine Tafel Schokolade haben.

Es sollte aber jedem ersichtlich sein, dass der Salat „besser“ für den Körper als die Tafel Schokolade ist. Auch wenn man in unglücklichen Zeiten anderer Meinung ist.

Du solltest also nicht einfach auf Teufel komm raus einen niedrigen Körperfettanteil anstreben und dafür nichts mehr essen.

Stattdessen solltest Du das Richtige essen.

„Nicht weniger, sondern das Richtige essen", lautet die Devise!

Wenn Du zum Beispiel eine robuste Mauer bauen wolltest. Würdest Du dann eher 20 Lehmsteine nehmen oder stattdessen lieber 10 robuste Ziegelsteine?

Von den Lehmsteinen hast Du auf den ersten Blick mehr, auf den zweiten nicht. Spätestens dann nämlich, wenn es anfängt stark zu regnen. Die robusten Bausteine zu verwenden zahlt sich also aus.

Und genau so ist es hier! Senke Deinen Körperfettanteil, indem Du weniger Kalorien zu Dir nimmst, als Du verbrauchst, aber dann iss wenigstens (nur) das Richtige!

Sonst zerstörst Du Deinen Fortschritt beim Muskelaufbau! Denn wenn Dein Körper weniger Kalorien bekommt, als er benötigt, verbrennt er alles „Überflüssige".

Und das heißt, dass er auch Deine Muskeln zersetzt, um an die Nährstoffe darin zu kommen. Denn Muskeln sind nicht überlebenswichtig, im Gegensatz zu Fett und Energie.

Sorge also für eine ausreichende Proteinzufuhr, wenn Du Dich schon im Defizit befindest. Doch dazu später noch mehr.

Ernährung – Timing

Was braucht es neben Bauchmuskeln und einem niedrigen Kfa noch? Ehrlich gesagt nicht viel, aber zwei Dinge möchte ich Dir nicht vorenthalten, die einen enormen Einfluss auf die

Ausprägung und den Erfolg Deines Sixpacks haben.

Kümmern wir uns nun erst einmal um das Erste der beiden. Dem „Timing“ in der Ernährung.
Unser Körper ist nämlich so komplex, dass es nicht egal ist, wann Du etwas isst.

Oder glaubst Du, dass es egal ist, ob Du mitten in der Nacht 2000 Kalorien zu Dir nimmst und tagsüber nur 400 Kalorien oder 2400 Kalorien tagsüber in einem Zeitfenster von acht Stunden?

Ich glaube, dass jedem klar ist, dass es bestimmte Regeln für die Einnahme der Mahlzeiten gibt oder geben muss.

Vielleicht hast Du ja auch von den Ratschlägen gehört, keine Kohlenhydrate mehr nach 18 Uhr zu essen und dass das Frühstück die wichtigste Mahlzeit sei.

Die Wahrheit ist jedoch, dass wir nur so schlau sind, wie der derzeitige Stand unserer Wissenschaft.

Vor gar nicht allzu langer Zeit dachte man schließlich noch, dass die Sonne die Erde umkreist. Alle, die etwas anderes behauptet hatten, haben sich lächerlich gemacht.

Deswegen die berechtigte Frage an dieser Stelle: „Wer kennt schon die Wahrheit?“

Doch wirf die Flinte nicht zu schnell ins Korn. Es gibt zwar keine absolut wahren und gültigen Vorgehensweisen. Aber es gibt Vorgehensweisen, die bisher am besten funktioniert haben.

Und diese möchte ich Dir an dieser Stelle näherbringen, mit dem Hinweis, dass diese in ein paar Jahren falsifiziert, also als falsch erwiesen, werden könnten.

Deshalb versuche ich es so allgemeingültig wie möglich zu halten.

Okay, das Timing der Ernährung scheint wichtig zu sein. Doch warum eigentlich?

Weil unser Stoffwechsel, unsere Stimmung, unser Leben von Hormonen, äußeren Einflüssen und vorheriger Ernährung beeinflusst werden.

Wenn wir zum Beispiel eine dicke Portion Gyros mit Pommes und Mayo gegessen haben, sind wir meist träge und müde danach, oder?

Du würdest dann doch auch am liebsten schnell ins Bett und schlafen, oder nicht?

Woran liegt das? An den Nährstoffen in dem Essen. In dieser Portion stecken nämlich eine Menge Fett. Und Fett enthält per se mehr Kalorien als die anderen beiden Makronährstoffe Kohlenhydrate und Proteine.

Die Folge: Unser Verdauungstrakt hat dann erst einmal eine Menge zu tun.

Dazu benötigt er Blut und Sauerstoff in den Verdauungsorganen. Das Herz hat dann also zu tun und die weiteren Körperfunktionen, wie geistige Wachheit, haben erst einmal Pause. Wir werden müde.

Okay, soweit so gut. Wieso werden wir aber abends müde, wenn wir nur einen Salat gegessen haben?

Weil es dunkel wird. Dann schüttet unser Körper das Schlafhormon „Melatonin" aus. Wir beruhigen uns, werden müde und unser Stoffwechsel verlangsamt sich. Deshalb soll man übrigens auch keine Kohlenhydrate nach 18 Uhr mehr zu sich nehmen. Weil diese dann nicht mehr ausreichend verwertet werden können und sich als Fettpolster ansetzen.

Das ist zwar eine gute Daumenregel, stimmt aber leider nicht ganz. Das hängt nämlich von vielen Faktoren ab, ob dem so ist oder nicht. Deswegen halte Dich möglichst daran, aber die absolute Wahrheit ist es auch nicht.

Besonders, wenn Du viel nervlichen oder körperlichen Stress hast, empfehle ich Dir vorm Schlafengehen ein paar Kohlenhydrate zu Dir zu nehmen, weil sie die Nerven beruhigen und Dir einen erholsameren Schlaf ermöglichen können.

Du siehst also, dass das ein durchaus komplexes Thema ist. Ich will es jedoch kurz machen.

Am besten für mich funktioniert haben folgende Grundregeln:

- Kohlenhydrate nur vor und nach dem Training

- Viele Proteine (20 – 30 Gramm pro Mahlzeit); 1,5 – 2 Gramm pro Kilo Körpergewicht pro Tag

- Vorm Schlafengehen Quark, sodass der Körper nachts mit Nährstoffen versorgt ist, weil das im Quark enthaltene Casein ein Protein ist, was langsam nach mehreren Stunden erst verdaut ist

- Nicht allzu viel Fett, aber dann das Richtige (aus Ölen, Nüssen, Fisch)

- Als Letztes noch spezielle Sixpackbooster, die ich gleich als Nächstes vorstelle

Manche schwören auch auf ein Zeitfenster von acht Stunden, in denen sie dann volumendichte Lebensmittel zu sich nehmen und sonst fasten.

Morgens von 6 – 11 Uhr essen sie dann zum Beispiel nichts und trinken nur eine heiße Zitrone, um in Schwung zu kommen. Von 11 – 18/19 Uhr essen sind dann mehrere Mahlzeiten.

Anfangs eine ausgewogene Mahlzeit aus Gemüse, Eiweiß und etwas Fett.

Ein Beispiel wäre ein Smoothie mit Eiern und Haferflocken mit Milch o.ä.

Danach dann 2 Stunden später wieder eine eiweißreiche Mahlzeit, wie Fisch mit Kartoffeln oder Gemüse, wenn sie die Kohlenhydrate weglassen wollen.

Dann 2 Stunden später wieder irgendetwas und so geht es bis 18 Uhr ca. weiter. Dann essen sie noch einmal eine große Mahlzeit, um mit genügend Energie in den Schlaf zu kommen.

Quark kann ich als Zwischen-, End- oder Anfangsmahlzeit des Tages auch sehr empfehlen.

Du kannst und solltest beide Varianten einmal ausprobieren. Auch, um zu gucken, auf welche Vorgehensweise Du eher „anspringst“.

„Sixpackbooster“

Diese „Sixpackbooster“ bilden die letzte der vier Säulen, die hilfreich dabei sein können, ein schönen Sixpack zu bekommen.

Hier eine kurze Übersicht der wichtigsten:

- **Wasser**: viel trinken bringt den Stoffwechsel in Schwung. Du solltest min. 3 bis 4 Liter pro Tag trinken, wenn Du sportlich aktiv bist oder viele Nährstoffe verstoffwechseln musst.

  Besonders vor und nach dem Essen solltest Du etwas trinken, da Wasser zur Verdauung benötigt wird.

- **Chili**: das Capsaicin tötet die Vorläufer der Fettzellen und Chili regt den Stoffwechsel und Wärmeproduktion an.

- **Koffein** (enthalten in Kaffee, grünem Tee, schwarzem Tee, Mate)

- **Pfeffer**: regt den Stoffwechsel und die Wärmeproduktion an

- **Zitrusfrüchte** im Allgemeinen (besonders: Grapefruit, Ananas, Zitronen); Vitamin C und die Pfunde purzeln. Zumindest ist es nicht verkehrt.

- **Ingwer**: durch seine Schärfe regt er den Stoffwechsel ebenfalls an und hilft bei der Immunabwehr
- **Zimt**: kontrolliert Deinen Blutzuckerspiegel, was dabei hilft Heißhungerattacken zu vermeiden und Fetteinlagerung zu vermindern
- **Grüner Tee**: eben schon genannt aufgrund des Koffeins, doch zusätzlich enthält er, wie schwarzer Tee, Catechine, die die Fettverbrennung ankurbeln
- **Äpfel:** enthalten Pektine, die die Fettverbrennung ankurbeln. Jedoch in Maßen genießen, ebenso wie anderes Obst, da es Fruchtzucker enthält. Am besten einen vor kalorienreichem Essen essen.

Auch Nahrungsergänzungsmittel können Dir helfen, Deine Ziele zu erreichen. Aber nur, wenn Du beachtest, dass es sich hierbei um ERGÄNZUNGSmittel handelt. Sie sollen also nicht die Nahrung ersetzen und können das auch gar nicht in dem Umfang.

Jedoch sind ein paar sinnvoll:

Proteinpulver

Besonders Wheyprotein oder gar Isowhey, weil es schneller vom Körper aufgenommen wird und dann unmittelbar nach dem Training sinnvoll zu konsumieren ist. Achte aber auf Qualität!

Besonders zu empfehlen für Leute, die schludrig mit ihrer Nahrungsaufnahme zeitlich gesehen sind: Mehrkomponentenprotein.

Warum? Weil es verschiedene Proteinarten enthält und somit länger vom Körper genutzt werden kann.

Zum Proteinpulver schreibe ich aber im Ernährungskapitel noch mehr.

BCAA´s

Branched Chain Amino Acids; Vorgespaltene Aminosäuren. Werden schneller vom Körper aufgenommen als Wheyprotein und enthalten sind meist nur bestimmte Aminosäuren in einem guten Verhältnis, die den Muskelabbau verhindern und Muskelaufbau begünstigen.

Besonders vor einer Belastung sinnvoll, vor der Du noch nichts gegessen hast, wie beispielsweise morgens direkt nach dem Aufstehen.

Alternativ kannst Du auch ein Wheyprotein mit hohem Leucin-Anteil verwenden, dann brauchst Du BCAA´s nicht unbedingt kaufen. Dies bleibt aber jedem und seinem Geldbeutel selbst überlassen.

Zink

Dieses ist gut für das Immunsystem, den Zellschutz und ist wichtig bei der Testosteronproduktion, welches für den Muskelaufbau unerlässlich ist.

Trainingsbooster

Diese gibt es in verschiedensten Ausführungen, doch alle sind auf ihre Weise gut. Du solltest nur auf Qualität achten und nicht jeden „Billigbooster“ nehmen.

Enthalten sind meist Arginin, Beta Alanin, Koffein, Kreatin, Vitamine – besonders B-Vitamine.

Diese alle helfen die Leistung zu erhöhen, indem sie den Stoffwechsel ankurbeln, die Gefäße erweitern und somit den Nährstoff- und Blutstrom steigern oder Kraft bereitstellen.

Das Ergebnis: Mehr Leistung, also mehr Kalorienverbrauch. Aber pass auf! Booster machen süchtig und wirken bei langem regelmäßigem oder übermäßigem Gebrauch nicht mehr so stark.

Es kann sich ebenfalls eine psychische Abhängigkeit einstellen. Des Weiteren gaukeln sie Dir eine Leistungsfähigkeit Deines Körpers vor, der hormonell und biochemisch gar nicht in dem Ausmaß existent ist. Nach ein paar Wochen könntest Du Dich also ziemlich kaputt fühlen.

Glutamine

Diese werden teilweise vom Körper selbst gebildet, extern zugeführt können sie aber helfen den Muskelaufbau zu beschleunigen und zu verbessern, die Regenerationszeit zu verkürzen und den Stoffwechsel anzukurbeln, um Fett zu verbrennen.

Jedoch sind diese auch in Proteinpulvern und Quark enthalten. Deshalb nur zu empfehlen, wenn eine hohe Belastung vorliegt, sowie zu wenig von den soeben genannten Produkten konsumiert wird.

Fatburner

Ja, auch Fatburner helfen die lästigen Fettreserven loszuwerden, aber solltest Du auf Qualität achten, wenn Du Dich entschließt, Dir einen zuzulegen.

Darin enthalten sind, bis auf ein paar Ausnahmen, jedoch Wirkstoffe, die in den zuvor genannten Produkten und Nahrungsmitteln ebenfalls enthalten ist.

Es ist also fraglich, ob Du diese Fatburner brauchst. Ich würde Dir diese nur empfehlen, wenn Du ein Plateau erreicht hast und wirklich nicht mehr weiterkommst. Doch das ist, wenn Du meine Tipps beherzigst, beinahe unmöglich.

Kapitel 4: Erschaffe Deinen Sixpack – Effektives Training leicht gemacht

Im letzten Kapitel habe ich Dir als eine Komponente, um ein stattliches Sixpack zu bekommen, vorgestellt, dass Du Bauchmuskeln brauchst.

Alles, was es braucht, um diese möglichst leicht und effektiv zu bekommen, erfährst Du in diesem Kapitel.

Doch zunächst eine entscheidende Frage, wenn Du weißt, dass Du sowohl ein Kaloriendefizit brauchst, als auch Muskeln aufbauen musst.

Wie soll ich aufbauen, wenn ich ein Kaloriendefizit ansteuern soll?

Und das ist eine berechtigte Frage, da als Grundsatz gilt:

Kalorienüberschuss = Masseaufbau
Kaloriendefizit = Masseabbau

Jedoch kannst Du es ja schlau machen, indem Du Nahrungsmittel konsumierst, die beim Muskelaufbau stärker beteiligt sind und Nahrungsmittel begrenzt aufnehmen oder sogar streichen, die Fetteinlagerung bewirken und somit Fettabbau betreiben.

Aber ich will doch abnehmen? Wieso soll ich dann mehr aufbauen? So oder so etwas Ähnliches wirst Du Dich ebenfalls vielleicht fragen. Und die Antwort zu dieser Frage ist: Weil ich eine Vermutung habe.

Und die lautet: Du willst schlanker und durchtrainierter werden, nicht abnehmen, zumindest nicht unbedingt an Gewicht. Doch warum solltest Du Muskeln aufbauen?

Weil Du erstens Kalorien bei dem Training dafür verbrauchst und zwar mehr, als wenn Du in der gleichen Zeit laufen, schwimmen oder Rad fahren würdest.

Und zweitens erhöht mehr Muskelmasse den Gesamtumsatz an Kalorien, den Du hast, wenn Du gar nichts machst!

Ja, Du verbrennst Kalorien, nur weil Du Muskeln hast!

Wer hat, der kann, würde ich mal sagen. Eine Sache kommt jedoch noch zum Schluss:

„Du verbrennst nicht Fett, wo du trainierst". Zumindest nicht muskulär gesehen.

Das dauert länger zu erklären. Die Kurzfassung ist: Du verbrennst immer am ganzen Körper Fett! Und nicht nur Fett, zum Teil auch Muskeln, aber lassen wir das mal beiseite.

Lange Rede, kurzer Sinn: Wenn Du den Bauch trainierst, verbrennst Du keine Kalorien am Bauch und somit verlierst Du da auch kein Fett, sondern am ganzen Körper.

Deswegen ist es wichtig, Übungen zu machen, die möglichst viele Kalorien verbrennen. Sogenannte „Grundübungen“ nämlich. Das sind Übungen, die über mehrere Gelenke laufen und somit mehrere Muskelgruppen aktivieren (z.B. Klimmzüge, Bankdrücken, Liegestütze, Kniebeuge, Kreuzheben, Schulterdrücken, ...).

Wie startest Du nun? Du sollst Muskeln aufbauen, aber auch abnehmen. Wie gehst Du nun am besten vor?

Dafür habe ich natürlich schon einen Plan für Dich ausgearbeitet, der bei mir damals auch sehr gut geklappt hat. Ich kann mir nämlich gut vorstellen, dass

Du jetzt gar nicht so recht weißt, was Du tun sollst.

Eigentlich musst Du nur etwas überlegen.

Stelle Dir doch einfach mal vor, Du möchtest eine Adonisstatue erbauen. Was brauchst Du und wie würdest Du vorgehen?

Zunächst einmal brauchst Du natürlich eine gewisse „Modelliermasse", richtig? Einen Stein, einen Lehmhaufen, woraus auch immer Dein Adonis bestehen würde.

Du brauchst also Masse.

Als Nächstes bräuchtest Du Werkzeuge, um diese Masse zu bearbeiten und würdest Dich ans Werk machen. Stück für Stück würdest Du Muskeln herausarbeiten.

Diese würdest Du erhärten, damit sie nicht kaputt gehen, oder?

Als Letztes würdest Du dann die übrige Masse „abtragen“. Stoß für Stoß würdest Du knackige Muskeln erschaffen. Du würdest außerdem Rillen und Furchen hineinschlagen, besonders bei den Bauchmuskeln, oder?

Ein anderes Vorgehen, besonders in der Skulpturenbildung, läuft ähnlich ab.

Du nimmst ein Gerüst, ein Skelett sozusagen, und modellierst einfach Muskeln daran!

Muskel für Muskel formst Du um das Skelett herum, sodass irgendwann ein massiger, muskulöser Körper entstanden ist. Doch dieser braucht natürlich noch einen Feinschliff, damit er auch wirklich durchtrainiert aussieht und nicht wie eine Figur mit vielen Beulen.

Du schnitzt, schneidest oder haust überflüssige Stücke ab und herauskommt eine Adonisfigur, die Ihresgleichen sucht!

Wie man es auch angeht, Du wirst festgestellt haben, dass das Vorgehen ähnlich ist.

Zuerst baut man Masse auf, dann verfestigt man diese und schließlich „definiert" man die einzelnen Muskeln.

Und genau dieses Vorgehen empfehle ich Dir auch, wenn es darum geht, Deinen knackigen Sixpack zu erschaffen.

Okay, welche Phasen musst Du also durchlaufen und wie gestaltest Du diese?

Muskelaufbau

Als erste Phase steht die Muskelaufbauphase an. In dieser geht es darum, dicke Muckis aufzubauen. Und zwar am besten am ganzen Körper, wie Du bereits wissen solltest.

Denn erstens sieht das besser aus, zweitens hilft es Dir Fett zu verbrennen und drittens entwickelst Du dadurch kaum oder keine Dysbalancen der gesamten Körpermuskulatur, die dann zu Schmerzen führen könnten.

Um Dir den letzten Punkt vor Augen zu führen, damit Du den Vorteil verstehst, folgendes Beispiel.

Anton sitzt den ganzen Tag vor seinem PC. Beruflich, sowie in seiner Freizeit. Seine Körperhaltung ist damit nach vorne geneigt. Seine Schultern hängen nach vorne, sein Kopf ist vorgeneigt und sein Becken ist halt eingeklappt.

Wenn er jetzt immer so sitzen würde, glaubst Du, dass er einen aufrechten Gang haben würde oder von dieser dauerhaften Position eher vorgebeugt gehen würde?

Wenn Du Letzteres annimmst, liegst Du goldrichtig. Und so laufen auch die meisten, die viel Zeit sitzend und vor dem PC oder Ähnlichem verbringen.

Die Rückenpartie gerät in Dehnung und die Muskulatur vorne am Körper verkürzt sich.
Wenn Anton jetzt den Rücken beanspruchen müsste, wäre der von der dauerhaften Dehnung schon überreizt und jede Betätigung würde ihm wehtun.

Weshalb haben wohl so viele Menschen Rückenschmerzen, die hauptberuflich sitzen?

Das ist aber nur ein Beispiel von vielen für eine Dysbalance. Nur so am Rande.

Doch, was braucht es nun um Muskeln aufzubauen? Dazu habe ich bereits ein Buch geschrieben. „Effektiver Muskelaufbau“. Entweder liest Du Dir ausführlich diesen Ratgeber durch oder Dir reicht die Kurzform:

Iss genügend Proteine. 1,5 – 2 Gramm pro Kilo Körpergewicht. Also bei 60 Kilo benötigst Du täglich 90 Gramm Eiweiß. Doch dazu gleich mehr.

Als Nächstes solltest Du im Wiederholungsbereich von 8 – 15 Wiederholungen mit dem entsprechenden Gewicht, bis zum Muskelversagen trainieren.

Das gewährleistet, dass Deine Muskulatur eine bestimmte Zeit unter einer bestimmten Spannung steht, die für dicke Muckis sorgt.

Als Letztes solltest Du immer die volle Bewegungsausführung durchführen, um zu gewährleisten, dass Du ein entsprechendes Gewicht verwendest und Dich nicht in Gefahr von Verletzungen begibst.

Denn oftmals passieren die meisten Verletzungen, wenn jemand, der nur 10 Kilo nehmen sollte, 30 Kilo nimmt. Damit schafft er dann nie und nimmer die volle Bewegungsausführung, was dazu führt, dass er irgendwann „einbricht“.

Denn am Dehnungspunkt, in der Mitte der Bewegungsausführung und am obersten Punkt ist das Gewicht „am schwersten“.

Versuche nämlich einmal bei einem Bizepscurl das Gewicht fast ganz runterzulassen, den Arm aber auf Spannung zu halten und dann daraus das Gewicht nach oben zu curlen. Natürlich ohne Schwung und ohne den Ellbogen zur Hilfe nach vorne zu bewegen.

Du wirst merken, dass Du deutlich weniger Gewicht brauchst.

Das sind ehrlich gesagt die wichtigsten Regeln, um effektiv Muskeln aufzubauen. Ich muss natürlich dazu sagen, dass Du Deinem Körper auch genügend Zeit zur Regeneration geben musst. Sonst kann der keine Muskeln aufbauen.

Ein Plan könnte wie folgt aussehen („Wdh“ meint: Wiederholung(en)):

Montag: Beine, Bauch

- Kniebeuge 12 Wdh, 10 Wdh, 8 Wdh, 6 Wdh
- Lunges (Ausfallschritte) 10 Wdh, 8 Wdh, 6 Wdh pro Seite
- Beinstrecker 3 x 15 Wdh
- Beinbeuger 3 x 15 Wdh
- Kreuzheben mit gestreckten Beinen 12, 10, 8, 6 Wdh
- Bauchrotation am Kabel 12, 10, 8, 6
- Bauchmaschine 10, 8, 6 Wdh

Mittwoch: Brust, Rücken

- Fliegende mit Kurzhanteln 12, 10, 8, 6
- Bankdrücken 12, 10, 8, 6
- Schrägbankdrücken 10, 8, 6
- Latzug mit engem Griff zur Brust 12, 10, 8, 6
- Vorgebeugtes Rudern mit Langhantel 12, 10, 8, 6
- Rudern an der Maschine oder Kabel 10, 8, 6

- Abwechselnd Klimmzüge und Liegestütz, so viele, wie Du schaffst

Freitag: Arme, Schultern, Bauch

- Bizepscurls SZ-Stange im Supersatz mit Trizepsdrücken am Seil 12, 10, 8, 6
- Hammercurls mit Kurzhanteln im Supersatz mit Trizepsstrecken mit KH 12, 10, 8, 6 Wdh
- Schulterdrücken 12, 10, 8, 6 Wdh
- Seitheben im Supersatz mit vorgebeugtem Seitheben 12, 10, 8, 6
- 15 Crunches, 15 mal Beine im Liegen heben, 15 Bicycle-Crunches

<u>Plan für Zuhause:</u>

Dafür kannst Du Hilfsmittel zur Hand nehmen, wie Wasserflaschen, einen Stuhl oder Hanteln, wenn Du die hast.

Falls nicht, hier folgender Vorschlag:

Jeden Tag ein kleines Workout aus:

- Liegestütz (10 – 20)

- Hyperextensions (20)
- Kniebeuge (20)
- Vierfüßlerstand - Po - Kick (auf allen Vieren beginnen. Dann rechtes Bein und linken Arm strecken, anschließenden das linke Bein und den rechten Arm) (pro Seite 10)
- Bicycle Crunches (20)

Ich schlage vor, dass Du immer so viele machst, wie Du schaffst. Diese Zahl schreibst Du auf und versuchst sie den nächsten Tag zu schlagen. In Klammern habe ich Dir allerdings einen Vorschlag geschrieben.

„Supersatz" bedeutet, dass Du die Übungen direkt hintereinander ohne Pause durchführst.

Falls Du ein, zwei Übungen nicht kennen sollst, frage bitte einen Trainer. Selbst, wenn ich sie Dir erklären würde, könnte ich kein Auge auf Deine Ausführung werfen. Und das ist das Wichtigste, wenn Du verletzungsfrei trainieren möchtest.

Diesen Plan befolgst Du so oder so ähnlich dann bitte 6 Wochen. Ich habe extra kein Gewicht angegeben, weil das natürlich individuell ist, mit welchem Gewicht Du SAUBERE 6 – 12 Wiederholungen ausführen kannst.

Wenn Du mehr Wiederholungen schaffst, musst Du nächstes Mal das Gewicht natürlich etwas steigern.

Kraftaufbau

Was kommt nun als Nächstes in unserem Modellierbeispiel, nachdem Du etwas Masse aufgebaut hast, weißt Du das noch?

Richtig, Du musst diese Masse erhärten lassen. Und dazu eignet sich am besten ein ausgewogenes Krafttraining.

Dabei geht es vorwiegend darum, die Anzahl der kleinen Kraftwerke in den Muskelzellen, auch „Mitochondrien" genannt, zu erhöhen.

Du bist dann eben zu mehr im Stande, was Gewicht und Leistung anbelangt. Doch nicht nur das.

Wenn Du in einem recht risikofreien Wiederholungsbereich mit dementsprechendem Gewicht, von 4 – 6 Wiederholungen trainierst, erlangst Du nicht nur mehr Kraft.

Deine Muskelmasse erhöht sich zwangsläufig auch noch einmal ein wenig.

Die Vorteile davon sind also, dass Du mehr Kraft hast, Deine Muskeln dann härter aussehen und Du noch ein wenig Muskelmasse dazubekommst oder zumindest die gewonnene Muskelmasse erhältst.

Doch noch ein Vorteil wird sich Dir bei genauerem Überlegen erschließen. Wenn das Training so anstrengend ist, was bedeutet das für den Körper?

Richtig, er verbraucht viele Kalorien.

Deshalb hier nun ein Kraftplan für Dein baldiges Sixpack:

Montag: Beine, Bauch, Unterrücken

- Kniebeuge 12, 6, 6, 6 Wdh
- Bauch hängend, Beine gestreckt auf Kinnhöhe bringen 3 x 15 Wdh (Wenn Du das nicht schaffst, Beine anwinkeln und Knie zur Brust)
- Kreuzheben (klassisch, mit Beineinsatz) 12, 6, 6, 6 Wdh
- Cablecrunches am Kabelturm 12, 10, 8, 6
- Beinpresse 12, 6, 6, 6

Mittwoch: Brust, Schultern, Trizeps

- AUFRECHTES Rudern mit Langhantel 12, 6, 6, 6
- Seitheben im Supersatz mit vorgebeugtem Seitheben 12, 10, 8, 6
- Bankdrücken 12, 6, 6, 6
- Überzüge liegend mit Kurzhantel im SS mit Überzüge am Kabelturm 10, 8, 6

- Liegestütz 3 x bis zum Versagen
- Dips 3 x so viele, wie Du schaffst

Freitag: Rücken, Bizeps, Bauch

- Latzug 12, 10, 8, 6
- Klimmzüge 3 x so viele, wie Du schaffst (und einen mehr, weil ich weiß, dass Du mehr schaffst!)
- Vorgebeugtes Rudern mit Langhantel
- Latzug mit engem Griff zur Brust 12, 6, 6, 6
- Bizepscurls am Kabel von unten 12, 10, 8, 6
- Doppelbizeps zwischen zwei Kabeltürmen 10, 8, 6
- Plank 3 x 40 Sekunden halten

<u>Der Trainingsplan für Zuhause:</u>

Montag, Mittwoch, Freitag Ganzkörpertraining, bestehend aus:

- Liegestütz 3 x LANGSAM, so viele Wiederholungen, wie Du schaffst

- Plank 3 x 40 Sek halten
- Arnold - Dips am Stuhl oder Bett 3 x 15
- (Wenn es geht, Füße an die Wand/Tür und Handstandliegestütze 3 x 6)
- Hyperextensions, auf dem Bauch liegend 3 x 20
- Bicycle Crunches 3 x 20 Wdh

Diese Pläne solltest Du am besten auch so ca. 6 Wochen durchziehen und das Gewicht, bzw. die Schnelligkeit der Ausführung, wenn Du zuhause trainierst, erhöhen. Aber nur, wenn Du merkst, dass Du kräftiger wirst!

Doch sei vorsichtig und achte auf die genaue Bewegungsausführung.

Kraftausdauer/ HIIT

Okay, nachdem wir also die Masse aufgebaut und erhärtet haben, kommt nun ein Plan, der Feinheiten in unser Aussehen bringt.

Mit diesem Abschnitt definieren wir unsere Muskeln etwas genauer. Wir machen aus 240p Auflösung also nun 1080p HD.

Falls Du noch ziemlich speckig bist, solltest Du allerdings an dieser Stelle noch einmal den Muskelaufbau ansteuern, ehrlich gesagt. Und dann als Nächstes mit dem Krafttraining weiter fortfahren.

Denn dieser Plan nun ist zwar anstrengend, aber der Wiederholungsbereich und das Gewicht sind zu niedrig, als dass sie sinnvoll erscheinen beim Abspecken zu helfen.

Denn gerade in dieser Phase musst Du eventuell noch einmal Gas geben und hartnäckige Fettpolster loswerden, bevor Du Dich um den Feinschliff kümmern kannst.

Doch um diesen Feinschliff geht es bei diesem Abschnitt.

Falls Du jedoch schon genügend Fettpolster abgeworfen und Dich um den Feinschliff kümmern willst, bist Du jetzt hier genau richtig. Hier wirst Du auch noch einmal Fett verbrennen, dafür sorge ich schon. Aber eben nicht so viel, wie bei den vorherigen Zyklen.

Worum geht es in diesem Abschnitt eigentlich überhaupt genau und warum sorgt dieser Zyklus für den nötigen Feinschliff?

Nun ja, es geht um die Kraftausdauer und ein Stückweit um das „High Intensity Intervall Training“, kurz „HIIT“.

Beide verbessern die Sauerstoff-, Nährstoff- und Blutversorgung des Körpers und vor allem der Muskulatur. Deine Muskeln erleben einen „Pump“, den Arni seiner Zeit gerne mit dem Gefühl eines Orgasmus verglich.

Dadurch werden die Muskelzellen mit Blut geflutet und es wird ihnen signalisiert doch bitte ein wenig zu wachsen.

Doch auch Dein Herz - Kreislauf - System profitiert von diesem Training. Lunge, Herz und andere Organe müssen weniger arbeiten, um mehr zu leisten.

Du wirst merken, dass wenn Du dieses Training durchziehst, Du Dich sofort besser fühlen wirst. Körperlich und geistig. Und das ist beim Weg zum Sixpack extrem wichtig.

Bevor wir nun zum Plan kommen, muss ich Dich noch auf eine Sache hinweisen. Ich persönlich empfinde das „normale" Bodybuilder Training im Vergleich hierzu immer als eine Art Urlaub, ehrlich gesagt.

Du solltest den Kraftausdauerplan also keinesfalls unterschätzen und musst gewillt sein, ihn voll durchzuziehen, komme, was wolle.

Montag: Beine, Bauch, Unterrücken

- Kniebeuge 20, 20, 20, 20
- Ausfallschritte 20, 10, 20
- 20 Crunches, 10 „Kerzen“ (Beine gestreckt anheben aus Rückenlage), 20 Bicycle Crunches. Das Ganze dann 3 Mal.
- Sumokniebeuge 20, 20, 20, 20
- Rückenstrecker entweder an der Maschine oder am „Einhakgerät“ 3 x 20 Wdh
- 3 x 1 Minute Plank

Mittwoch: Brust, Rücken

- 3 x AMRAP („As Many Reps As Possible“; so viele Wdh wie möglich) Liegestütz
- 3 x AMRAP Dips
- 3 x AMRAP Klimmzüge
- Bankdrücken 20, 20, 20, 20
- Rudern vorgebeugt mit Langhantel 20, 10, 20, 10
- Butterflymaschine 20, 15, 10, 10, 15, 20 Wdh

Freitag: Arme, Schultern, Bauch

- 3 x enge Liegestütz (Arme eng am Körper) AMRAP
- 3 x enge Klimmzüge (im Untergriff) AMRAP
- Seitheben 20, 15, 10, 10, 15, 20
- Bizepscurls mit SZ-Stange 20, 15, 12, 10
- Headcrusher (Trizeps) 20, 20, 20
- Supersatz am Kabelturm: Bizeps von unten, Trizeps mit Seil von oben 20, 15, 10
- Bauch hängend 3 x 15 Wdh

Die Wiederholungszahlen stehen natürlich in einem gewissen Verhältnis zum Gewicht. Bei 10 Wdh solltest Du also ein höheres Gewicht wählen, als bei 20 Wdh.

Zusätzlich zu den Einheiten empfehle ich Dir noch am Dienstag, Donnerstag oder Wochenende Dehn- und Cardioeinheiten zu machen. Das unterstützt das Training ganz gut und gibt Dir einen weiteren Kick, was die Fettverbrennung anbelangt.

Und je „definierter" Du werden möchtest, desto wichtiger sind diese Einheiten!

Zuhause:

Für zuhause empfehle ich Dir Zirkeltrainings zu absolvieren. Diese beinhalten meist recht einfache Übungen, die es aber in einem Zirkel absolviert, in sich haben können.

Ein Beispiel wäre:

- 10 Kniebeuge, so tief es geht.
- 10 Liegestütz
- 10 Hyperextensions
- 10 Arnolddips am Bett oder Stuhl
- 10 Crunches

Diesen Zirkel dann so oft wiederholen, wie Du schaffst. Am besten 5 Mal.

Ein anderes Beispiel wäre:

- 10 Burpees (1 Liegestütz, Beine anhocken, 1 Strecksprung und von Vorne)
- 10 Bicycle Crunches
- 1 Minute Boxerlauf (Knie hochziehen und dabei nach vorne herausboxen)
- 40 Sekunden Plank
- 10 Enge Liegestütz

Viele andere Zirkel findest Du im Internet.

Bonus: Die besten Sixpackübungen

Als Bonus habe ich nun noch die besten Sixpackübungen für Dich aufgeschrieben.

Natürlich weißt Du bereits, dass Grundübungen die besten Übungen sind, wenn es ums Sixpack geht. Das heißt mit Übungen, wie Kniebeuge, Klimmzüge, Bankdrücken usw. hast Du am schnellsten Erfolg, wenn das Fett weg soll.

Ich möchte Dir hier allerdings Übungen vorstellen, die für Dein Sixpack per se am besten sind. Es handelt sich also um Übungen, die Deine Bauchmuskulatur optimal trainieren.

Oftmals funktionieren diese Übungen zusammen am besten, weil sie kombiniert alle Bereiche Deines Bauches trainieren.

Du kannst sie jedoch auch einzeln in Dein Training einstreuen.

Hier sind sie:

- **Hängend Bauch, indem Du die Füße auf Kinnhöhe nach oben ziehst** (ziemlich harte Übung, die gleichzeitig den gesamten geraden Bauchmuskel, mit Fokus auf den unteren Teil trainiert; zudem wird jedes Mal die Bauchmuskulatur gedehnt)

- **Bicycle Crunches** (sowohl für die gerade als auch schräge Bauchmuskulatur ein Muss)

- **Oberkörper im Stehen abwinkeln mit Zusatzgewicht** (Super Übung für die seitliche Bauchmuskulatur. Ein Tipp, um es noch intensiver zu machen: **die Palme**. Dabei nimmst Du sehr leichtes Gewicht, streckst die Arme gerade nach oben aus und knickst den Oberkörper so weit seitlich ab, wie Du schaffst. Die Arme bleiben in Verlängerung des Oberkörpers!)

- **„Hundreds“ (**(Eine Übung aus dem Pilates). Dabei legst Du Dich auf den Rücken, hebst die Schulterblätter vom Boden ab, die Arme streckst Du seitlich am Körper und hebst die Beine vom Boden. Je geknickter und höher die Beine sind, desto einfacher. Achte darauf, dass Dein Unterrücken möglichst auf dem Boden bleibt. Und dann pumpst Du mit den Armen leicht auf und ab. 100 Mal.)

- **Plank** (Diese Übung sollte mittlerweile jeder kennen. Man geht auf die Unterarme in Liegestützposition und hält diese Position. Auch empfehlenswert in der seitlichen Version. Dafür wendet man die rechte oder die linke Seite des Oberkörpers dem Boden zu, streckt den Oberkörper und befindet sich auf der seitlichen Fußkante, sowie einem Arm.

- **Für harte:** Jegliche Spannungsübung mit einem TRX Band, zum Beispiel in Liegestützposition die Arme möglichst weit zu den Seiten ausstrecken.

Des Weiteren: Auf Knien die Arme auf eine Langhantel mit runden Hantelscheiben und die Hantel so weit wie möglich nach vorne rollen lassen.

Als Nächstes: auf den Rücken legen, die Beine 90 Grad zum Boden nach oben strecken und dann Arme nach rechts und links strecken. Daraufhin die gestreckten Beine zu den Seiten absenken, ohne dass sich die Schultern vom Boden lösen.

Als Letztes: Kniend ein Seil am Kabelturm mit den Händen um den Hals halten. Und dann damit und dem dementsprechenden Gewicht Crunches ausführen. Dabei darauf achten, das Becken fast nicht vom Platz zu bewegen und nicht von den Beinen abzuheben. Dann ist das Gewicht zu hoch. Diese Übung nennt man auch „**Crunch am Kabelturm**“ oder „**Einrollen am Kabelzug**“

Das wären soweit meine besten Sixpackübungen, die alle Bauchmuskeln abdecken. Richtig ausgeführt können diese erheblich dazu beitragen, dass Du schnellstmöglich ein Sixpack Dein Eigen nennen kannst.

Doch ich habe Dir diese Übungen nicht nur vorgestellt, weil sie bei mir am besten funktioniert haben, sondern in Studien auch die Muskulatur am meisten „aktiviert“ haben.

Viel Spaß also damit.

Damit sind wir auch am Ende dieses Trainingskapitels. Ich hoffe Du konntest einiges für Dein Training mitnehmen. Doch das Wichtigste kommt nun ehrlich gesagt zum Schluss. Die Ernährung.

Kapitel 5: Die wichtigste Zutat für Dein Sixpack – Die Ernährung

Mit der Ernährung steht und fällt alles. Mit diesem drastischen Satz muss ich das letzte Kapitel einleiten.

Warum meinst Du hätte ich sonst in fast jedem Kapitel Dir versucht zu erklären, dass die Ernährung so wichtig ist? Bereits im ersten Kapitel habe ich Dich darauf aufmerksam gemacht, dass Ernährung ca. 70 % des Trainingserfolges ausmacht!

Egal, wie hart Du trainierst, Du wirst nur so viel Erfolg haben, wie Du auf Deine Ernährung achtest. Selbst Trainierende, die Anabolika nehmen hätten nicht diesen „Erfolg“, wenn sie sich nicht super ernähren würden.

Oftmals denken wir („Naturals“), dass die Anabolika nehmen und alles schon von selber laufen würde. Aber die Wahrheit ist, dass die HART trainieren müssen und EXTREM auf ihre Ernährung achten müssen. Sonst bringt das Training und Nehmen von fragwürdigen Substanzen auch nichts.

Bevor ich Dir nun erkläre, worauf Du achten musst, möchte ich Dir das noch einmal vor Augen führen, warum Ernährung so wichtig ist.

Denn bei der Ernährung machen die meisten Leute die meisten Fehler. Auch ich hatte lange Zeit keine Lust meine Ernährungsgewohnheiten umzustellen.

Ich habe ein Kuchenteil vom Vortag beim Bäcker mit einem Käsebrötchen, eine Tomatensuppe und eine Tüte Chips gegessen. Das war mein Essen am Tag. Getrunken habe ich natürlich nur was mir schmeckt. Säfte oder Limo.

Du wirst nun vielleicht denken: „Ach, so schlimm ernähre ich mich ja nicht. Also ernähre ich mich gut, also muss ich nichts ändern.“ Denn so sind wir Menschen. Aber damit verbaust Du Dir jetzt schon den Erfolg.

Ich bin mir sicher, dass Du noch eine Menge aus Deiner Ernährung herausholen kannst. Deswegen habe ich dieses Kapitel etwas länger gestaltet. Nicht nur, damit Du die Herausbildung Deines Sixpack´s beschleunigst, sondern auch allgemein eine Grundidee von guter Ernährung erhältst.

Denn die Ernährung ist der Kraftstoff für Deinen Motor! Wenn Du ihm das Richtige zuführst, wird er die richtige Leistung bringen. Falscher Kraftstoff führt zu schleichenden Schäden oder Leistungseinbußen.

Mit der Ernährung steht und fällt ALLES. Ob Du abnimmst, ob Du zulegst, ob Du 12 Stunden am Tag konzentriert arbeiten kannst oder ein unglückliches Leben am Rande des Existenzminimums führst.

Das klingt krass und so ist das natürlich nicht sofort. Aber dauerhafte Fehlernährung oder dauerhafte gute abwechslungsreiche Ernährung führen zwangsläufig zu diesen Ergebnissen.

Also wird es Zeit, sich darüber Gedanken zu machen. Folge mir.

Zunächst solltest Du unbedingt darauf achten, Dich nicht zu einseitig zu ernähren. Jeden Tag das Gleiche zu essen, lässt Dir Lücken offen, die auf längere Sicht betrachtet, ratsam sind zu schließen.

Also mein Rat: Iss vielfältig.

Doch Du solltest dabei auch wieder unsere Genetik und Geschichte im Hinterkopf behalten.
Unsere Gene und unsere Verdauung sind zu stark verarbeitetes Essen noch

nicht gewohnt und das ist auch der Grund, warum es den Leuten wohl einheitlich schlecht geht, wenn sie zu viel Verarbeitetes gegessen haben.

Doch was meine ich mit „Verarbeitetem“? Das sind vor allem Lebensmittel, die viele Produktionswege hinter sich haben. Tiefkühlpizza, Teigwaren, Konservenessen, Süßigkeiten und Ähnliches.

Und warum sind diese nicht so gut? Weil sie kaum Nährstoffe enthalten. Denn, wenn man sich überlegt, dass ein Lebensmittel geerntet, geschält, dann erhitzt, dann weiter verarbeitet, dann gebacken usw. wird, bleiben natürlich am Ende weniger Nährstoffe übrig, als wenn man dieses Lebensmittel möglichst roh gegessen hätte.

Denn viele Nährstoffe sind hitze- oder sauerstoffempfindlich und werden während der Verarbeitung schlichtweg zerstört.

Des Weiteren kommt dazu, dass viele hochverarbeitete Lebensmittel ein zusammengewürfelter Haufen an Zutaten sind, der zwar gut schmeckt, aber wovon Dein Körper nicht allzu viel hat.

Man spricht dann auch von „leeren Kalorien“, die Du ihm zuführst.

In diesen Lebensmitteln sind dann nämlich wenig gesunde Mikronährstoffe, Mineralien und Spurenelemente, die Du für ein gesundes und produktives Leben benötigst. Stattdessen wird von der Lebensmittelindustrie darauf geachtet, dass es lediglich schmeckt.

Und noch einen Trick wendet die Lebensmittelindustrie an, damit Du weiterhin deren Produkte „naschst“ und Dir einverleibst, obwohl sie Dir nicht gut tun. Dieser Trick ist ein bestimmtes Nährstoffverhältnis einzuhalten, welches Dich erwiesenermaßen süchtig macht.

Und zwar handelt es sich dabei um ein Verhältnis von Kohlenhydraten zu Fett von 70:30 oder ca. 60:40. Wenn Du beispielsweise auf eine Chipstüten – Nährstofftabelle schaust, wirst Du dieses Verhältnis so oder so ähnlich finden. Auch auf einer Schokoladenverpackung.

Wenn Du Dich also schon immer einmal gefragt hast, wieso Du nach dem Öffnen einer Chips – Tüte diese meist dann auch aufisst, ist hier die Lösung. Du schaufelst zwar haufenweise Kalorien in Dich rein, Dein Körper merkt aufgrund des bestimmten Nährstoffverhältnisses jedoch nicht, dass Du satt bist.

Und wertvolle Mikronährstoffe, Mineralien oder Spurenelemente hast Du damit auch nicht aufgenommen, weshalb Du dann eben „leere Kalorien" gegessen hast. Dein Körper braucht dann auch immer noch diese Mikronährstoffe und verlangt nach mehr Essen.

Du führst ihm aber nur leere Kalorien zu. „Du verhungerst am vollen Teller“, drastisch gesagt.

Als Nächstes versuche möglichst natürlich und frisch zu essen. Zudem lokal, wenn Du kannst.

Über den langen Transportweg und die Konservierungsstoffe funktioniert es recht gut, Lebensmittel erst dann reifen zu lassen, wenn sie bei uns ankommen. Also sind sie noch gar nicht wirklich reif, wenn sie geerntet werden und beinhalten nicht so viele Nährstoffe, wie hier in der Natur gewachsene Früchte.

Deswegen achte vermehrt darauf Saisonware aus der Umgebung zu kaufen.

Ebenso beim Fleisch kann man aufpassen. Fleisch frisch geschlachtet oder gefangen ist oftmals besser als geliefertes, von dem man nicht weiß, wie die Tiere gehalten wurden und woraus sie biochemisch bestehen.

Mache Dir aber nicht allzu viele Sorgen, wenn Dir nicht so viel Frisches leisten kannst. Siehe einfach zu, dass Du möglichst breit aufgestellt bist, was Ernährung anbelangt und alles wird gut.

Kalorienverbrauch für das Sixpack

Um ein knackiges Sixpack zu bekommen, solltest Du ein Kaloriendefizit ansteuern, sagt man. Grundsätzlich ist das richtig, weil man dadurch Masse verbrennt und somit bestenfalls auch viel Fett.

Doch solltest Du nicht den Fehler machen und langsam starten. Ich weiß, das wird von vielen geraten. Aber nehmen wir einmal an, Du hast einen Körperfettanteil von 30 %, was ziemlich viel ist und Du fängst langsam an, obwohl Du viel verbrennen könntest.

Was passiert? Nicht viel.

Wenn Du aber langsam anfängst, ein bisschen etwas an Kfa verlierst und dann hinterher steigern möchtest, obwohl Du nur noch einen Kfa von 10% hast, was passiert dann?

Du verbrennst nicht nur Fett, weil Du schon wenig hast, sondern auch Muskelmasse!

Denn woher soll der Körper sonst die Energie noch nehmen?

Zudem ist es für Deine Motivation besser, ziemlich stark anzufangen mit dem Kaloriendefizit und das dann langsam zu senken. Denn Stück für Stück, darfst Du mehr (Gesundes) essen. Klingt doch super, oder?

Allerdings musst Du eines unbedingt beachten!

Ein hohes Kaloriendefizit von 500 Kalorien Unterschied oder so eine längere Zeit einzuhalten, wird ziemlich schwer, wenn Deine Gewohnheiten noch bei Burger King sitzen.

Ich meine damit, dass Du schon Vollgas geben, aber auch beachten solltest, dass Du Dich erst einmal auf den Lebenswandel umstellen und Dich daran gewöhnen musst.

Zusammengefasst folgender Ratschlag:

Fange mit einem hohen Kaloriendefizit an, achte möglichst genau auf Deine Ernährung, aber gewöhne Dich langsam daran. Wenn Du merkst, dass Du so nicht weitermachen kannst, brauchst Du entweder einen starken Willen und musst einfach durchziehen oder Du bist ehrlich und gibst EINMAL nach, ehe Du weiter machst.

Es ist ehrlich gesagt ziemlich egal, wenn Du mal einmal scheiterst. Hauptsache ist, dass Du weitermachst und nicht aufgibst!

Des Weiteren musst Du von nun an darauf achten, was Du isst. Und damit machen wir nun weiter.

Kleine Nährstoffkunde

Gehen wir erst einmal gemeinsam durch, was es grundsätzlich für Makronährstoffe gibt und sprechen daraufhin ein paar sinnvolle Mikronährstoffe an.

Makronährstoffe ? Mikronährstoffe ? Ist das eine groß und das andere klein? Also ist Brot ein Makronährstoff und Zucker ein Mikronährstoff?

Nein. „Makronährstoffe" sind die drei Hauptnährstoffe, die zum Aufbau von jeder Zelle benötigt werden.

Proteine
Kohlenhydrate
Lipide/Fette

Vereinfacht und verständlicher ausgedrückt: Eiweiß, Zucker und Fett.

„Mikronährstoffe“ sind solche wie Vitamine, Mineralien, sekundäre Pflanzenstoffe, usw.

Fangen wir jedoch erst einmal an, uns Gedanken um die Einnahme der Makronährstoffe zu machen.

Proteine

Angefangen bei den Proteinen.

Proteine bestehen aus mehreren Aminosäureketten. Aminosäuren gibt es recht viele und einige werden auch vom Körper selbst gebildet. Es gibt jedoch auch einige essentielle Aminosäuren, die wir mit der Nahrung aufnehmen müssen.

In den Aminosäureketten können über hundert miteinander Aminosäuren verbunden sein.
Das klingt ziemlich viel, oder? Nun ja, ist es ja auch.

Aber gottseidank gibt es in der Nahrung viel davon. Insofern wir uns vielfältig ernähren und nicht immer das Gleiche essen!

Doch wozu brauchen wir überhaupt genau Proteine?

Muskeln bestehen zum Großteil aus Proteinen, deswegen sind alle Bodybuilder und Sportler ja auch so „proteingeil".

Des Weiteren bestehen **Antikörper** aus Proteinen, diese sind wichtig, wenn wir krank werden oder ein Krankheitserreger in uns eindringt. Daraufhin werden spezifische Antikörper gebildet, die diese Krankheitserreger bekämpfen.

Enzyme bestehen ebenfalls zum Großteil aus Proteinen. Diese spalten Nährstoffe in für den Körper brauchbare Bestandteile. Sie regeln außerdem den Stoffwechsel.

Auch **Hormone** bestehen im Wesentlichen aus Proteinen. Hormone beeinflussen die Stimmung, den Muskelaufbau und noch viele weitere Prozesse.

Diese Liste ist nicht abschließend, doch Du siehst jetzt schon, wie wichtig Proteine für das Wohlbefinden sind.

Kann man zu viele Proteine konsumieren?

Klar. Wie bei jedem anderen Nährstoff auch. Wenn Du Dich als Sportler an die 1,5 - 2 gr. pro Körpergewicht am Tag hältst und 3 – 4 Liter Wasser pro Tag trinkst, sowie keine Nierenvorbelastung hast, brauchst Du Dir aber keine Sorgen vor Nierenschäden oder Ähnlichem machen.

Doch worin sind Proteine überhaupt enthalten?

Proteinreiche Lebensmittel

In allen Lebensmitteln. Weil sie, wie gesagt, einen Grundbestandteil einer jeden Zelle bilden. Doch welche Lebensmittel sind besonders zu konsumieren, wenn es darum geht möglichst viele Proteine zu bekommen.

- Huhn, Ei, Rind, Fisch, Schwein, Fleisch.
- Soja, Brokkoli, Erbsen, Bohnen, Milchprodukte, Linsen, Nüsse, Tofu, Quinoa, Spinat.

Am besten konsumierst Du alle von Denen ab und an. Die proteinreichsten, die einen täglichen Einzug auf Deinem Speiseplan finden sollten, sind meiner Meinung nach:

Quark (Proteingehalt von 12 Gramm pro 100 Gramm), denn ein 500 Gramm Becher enthält schon 60 Gramm Eiweiß!

Eier, denn sie haben die höchste Proteinwertigkeit. Das bedeutet, deren Proteine werden am besten von unserem Körper verwertet. Und habe keine Angst vor dem Cholesterin-Mythos! Du kannst täglich 2-3 Eier essen, ohne gesundheitliche Schäden zu riskieren.

Die restlichen Mahlzeiten kannst Du frei mit den obengenannten kombinieren. Am besten mit Fisch, Rind oder Huhn und halt dem genannten Gemüse und natürlich anderen Gemüsearten.

Spezielle Proteinquellen

Warum habe ich Proteinpulver nicht aufgeführt, fragst Du Dich vielleicht. Weil Proteinpulver KEIN Nahrungsmittel, sondern ein NahrungsERGÄNZUNGSmittel ist.

Es kann sinnvoll sein Proteinpulver zu konsumieren, weil es schneller ins Blut geht und gerade nach dem Training den Körper schneller – je nachdem, was für eine Filterung und Quelle das Pulver hat – mit Proteinen versorgt.

Jedoch sollte sich das Einnehmen von Proteinpulvern auf vor und nach dem Training beschränken.

Auch hierfür kann man einige Dinge beachten. Es gibt Proteinpulver aus Ei, Milch und Rind, sowie Soja.

Ei ist das Beste vom Aminosäurenprofil her, weil es der menschlichen Zusammensetzung entspricht.

Danach Rind, dann Milch und dann Soja. Von Soja würde ich abraten. Obwohl einige Experten der Meinung sind, dass es in Kombination mit Milch, Ei oder Rind deren Wertigkeit und somit deren Aufnahmemöglichkeit erhöht.

Denn Sojaprodukte stehen in Verdacht gesundheitsschädlich zu sein. Besonders für Männer und besonders als verarbeitete Produkte. Wenn Du Soja konsumieren willst, dann als Gemüse oder als Sojasauce. Von allem anderen würde ich Dir abraten. Aber das nur nebenbei.

Beim Milchprotein gibt es noch die Unterscheidung: **Whey oder Casein**.

Whey nimmt der Körper recht schnell auf. Für das Casein braucht er ein wenig. Deswegen ist Casein oder ein Whey Casein Mix eher vor dem Schlafengehen zu empfehlen, weil der Körper dann während des Schlafes bei der Regeneration länger unterstützt wird.

Oder wenn man länger nichts essen kann ist es ebenfalls empfehlenswert. Und damit meine ich wirklich nichts essen KANN. Damit ist nicht gemeint, dass man sich jetzt nicht mehr an den Herd stellen und kochen oder gar

Gedanken darum machen muss, was man isst, weil man ja jetzt das Casein hat.

Whey unterscheidet sich noch in der Reinheit zwischen Konzentrat, Isolat und Hydrolysat.

Konzentrat enthält noch recht viele Kohlenhydrate und Fette im Vergleich zu den andern beiden und Hydrolysat ist das reinste und beste von den Dreien. Jedoch selten in Wheyprodukten vorkommend.

So, das kurz dazu. Mache Dir aber nicht so viele Gedanken, welches Du bevorzugen solltest.

Die Unterschiede werden erst bei Konsum in Massen ausschlaggebend und sind nach dem Training eh nicht so wichtig, als das sich das ausgegebene Geld dafür lohnen würde.

Du brauchst ja nach dem Training oder nach der Leistung eh alle drei Nährstoffe.

Also eine kurze Zusammenfassung dazu: Wenn du penibel bist und unbedingt und nur das Beste willst, achte darauf, dass in dem Proteinpulver möglichst wenig Sojaprotein, bzw. gar keines ist, möglichst viel Ei oder Rinderprotein oder hydrolysiertes Molkeprotein. Wenn nicht dann möglichst Isolat, gefolgt von Konzentrat.

Konzentrat als solches reicht aber in der Regel, da die „besseren" Filterungen und Proteinquellen meist auch teurer sind.

Ein kurzer allgemeiner Tipp noch, woran du erkennst, was „viel" im Produkt enthalten ist: Die Hersteller geben die Inhaltsstoffe in der Reihenfolge an, in der sie mengenmäßig enthalten sind.

Kohlenhydrate

Kommen wir zum nächsten wichtigen Thema: Den Kohlenhydraten.

Was sind Kohlenhydrate?

Kohlenhydrate sind chemisch gesehen Kohlenwasserstoffketten. Und nutzen dem Körper als Energieträger, ebenso wie Lipide, also Fett.

Der Unterschied ist jedoch, dass Kohlenhydrate schneller als Energieträger zur Verfügung stehen und so als erstes am meisten verbraucht werden, wenn eine Leistung ansteht.

Deswegen sind sie auch recht bald aufgebraucht und die Fette gehen an die Arbeit, ebenso wie die Proteine, die hie und da auch als Energieträger herangezogen werden.

Kohlenhydrate sind bei intensiveren Leistungen wichtig. Sie werden nämlich soweit es geht als Glykogen in den Glykogenspeichern gelagert.

Daraus schöpft der Körper, wenn er nicht mehr genug ATP zur Verfügung hat, was recht schnell passiert, Glykogen und durch chemische Reaktionen wird daraus Energie gewonnen. So könnte man das vereinfacht erklären.

Vor einer Belastung, sei sie geistig oder körperlich, ist es also ratsam, seine Glykogenspeicher mit genügend Kohlenhydraten aufgefüllt zu haben. Doch wie viel sind denn nun genügend?

Studien zufolge reichen 39 bis 64 gr. pro Stunde Belastung aus. Über 60 gr. pro Stunde seien nur ratsam, wenn die Belastung eine Dauer von 2 Stunden übersteige und ziemlich intensiv sei.

Zu beachten ist allerdings, wenn man normalerweise nicht so viel isst, weil man glaubt nichts zu essen sei die beste Diät, dass dann der Magen recht schnell gefüllt sein könnte und die Verdauung so viel zu tun hat, dass es einen wieder behindert. Der Magen braucht zum Verdauen immerhin auch Blut.

Aber so hast Du einen ungefähren Richtwert.

Folge aber besser noch Deinem Gefühl. Ja, ich weiß Du willst nicht unbedingt zunehmen und Low-Carb ist in aller Munde, aber manchmal brauchen Deine Nerven die Kohlenhydrate und Dein Gehirn erst Recht.

Und wenn Du auf Deinen Körper hörst, wirst Du auf Dauer auch mehr Erfolg haben. Du solltest natürlich beachten, ob der Körper das wirklich braucht oder es reine Gewohnheit ist.

Wenn ich vorher 8-mal am Tag gegessen habe und nun nur noch 3-mal, wird an den Zeitpunkten, an denen ich sonst gegessen habe, sich ein

Hungergefühl einschleichen. Also schön drauf achten.

Damit kommen wir zum letzten Punkt. Kohlenhydrate helfen Dich und Deine Nerven zu beruhigen.

Besonders vor dem Schlafengehen kann das sinnvoll sein. Vor dem Schlafengehen?!

„Ich dachte nach 18 Uhr soll man keine Kohlenhydrate mehr zu sich nehmen, sonst wird man dick?"

Das kann man so definitiv nicht festhalten!

Nach 18 Uhr ist zwar ein recht zutreffender Richtwert, wenn man bedenkt, dass es ab dann meist dunkel wird und das Hormon Melatonin in unserem Körper seine Kreise zieht, was uns müde macht.

Des Weiteren schraubt es dann auch den Stoffwechsel ein wenig runter. Aber, wenn man Abends erst trainiert, sollte man danach auf jeden Fall Kohlenhydrate konsumieren, um die Glykogenspeicher wieder aufzufüllen und den nächsten Tag recht leistungsfähig zu sein.

Des Weiteren beruhigen Kohlenhydrate vor dem Schlafengehen, was für einen besseren Schlaf und somit mehr Regeneration sorgt.

Weiter lassen Kohlenhydrate – im Weiteren mit KH abgekürzt – den Insulinspiegel steigen.

Insulin ist ein Hormon, das unteranderem dafür zuständig ist, Fett und Proteine einzuspeichern.

Nach dem Sport beispielsweise ist es sinnvoll KH mit einem hohen GI – glykämischen Index – zu konsumieren, also Nahrungsmittel, die einfache, schnell verdauliche KH beinhalten, wie reife Bananen, Obst im Allgemeinen, Rosinen usw.

Dies ist sinnvoll, da diese den Insulinspiegel nach oben treiben und somit die Einspeicherung der Proteine in die Muskeln verbessern.

Du siehst also, dass Kohlenhydrate nicht so schlecht sein können, wie ihr Ruf vorgibt zu sein. Ganz im Gegenteil, wenn wir abnehmen und vor allem motiviert am Ball bleiben wollen, sollten wir genügend Kohlenhydrate zu uns nehmen. Alleine, um unsere Nerven zu beruhigen.

Fette

Kommen wir nun auch erst einmal dazu, wozu man überhaupt Fette braucht. Was macht Fette aus?

Wenn man sich einmal vor dem Spiegel begutachtet, weiß man sofort, dass Fett zu unserem Körper gehört, oder?

Fett gehört zu uns wie die Haut.

Jeder hat Fettpolster und seien sie noch so klein oder groß.

Nun darf man das Fett, was wir über die Nahrung zu uns nehmen, nicht mit dem Fett vergleichen, was an unserem Bauch sitzt.

Denn das sind zwei verschiedene paar Schuhe.

Es gab mal eine Zeit, ähnlich der heutigen, nur etwas zurückliegend, da war es verpönt, Fette zu sich zu nehmen, um abzunehmen.

Ähnlich wie es heutzutage verpönt ist, Kohlenhydrate zu sich zu nehmen. „Lowcarb" hat doch nun schon fast jeder gehört und macht ja auch jeder (hin und wieder) Mal, oder?

Und genau so gab es einmal vor gar nicht allzu langer Zeit das Konzept der Low-Fat-Diät.
Weil, so dachte man ziemlich simpel, wenn man wenig Fett isst, setzt man auch wenig Fett an.

Klingt ja auch zugegebenermaßen logisch, oder?

Stimmt aber leider nicht und sogar das genaue Gegenteil ist der Fall! Doch dazu gleich mehr.

Wozu brauchen wir Fette denn nun und warum haben wir den einen oder anderen Rettungsring, wirst Du Dich womöglich fragen.

Fette sind Energieträger. Mit einer Energiedichte von 9 Kalorien pro Gramm, sind sie die energiereichsten. Zum Vergleich haben Kohlenhydrate und Proteine nur eine Energiedichte von ca. 4 kcal pro Gramm.

Das wird den Kalorienzähler in Dir jetzt natürlich aufhorchen lassen und das Fürchten lehren. 9 Kalorien ? Doppelt so viele wie Kohlenhydrate und Proteine?

Dann nehme ich lieber keine Fette mehr zu mir. Denn dann nehme ich ja gleichzeitig auch nicht so viele Kalorien zu mir!

Doch diese Denkweise ist leider ein Trugschluss!

Warum? Da kommen wir ebenfalls gleich zu. Lass mich Dir eben noch kurz erklären, warum Fette so wichtig sind!

Fette haben eine hohe Energiedichte, das heißt sie liefern mehr Energie als zum Beispiel Kohlenhydrate.

Der Vorzeitmensch, dessen Genetik wir immer noch in uns haben, hat sich also gefreut Fettreiches zu sich zu nehmen, weil dann seine Überlebenschancen größer waren!

Er musste nicht 2 kg Beeren essen, sondern konnte stattdessen sich mit einem Kilo Fleisch zufrieden geben, was er sich mal eben erjagt hat. Oder 1 Kilo Nüsse.

2 Kilo Beeren ... Das muss man auch erst einmal schaffen, so viel zusammenzusuchen, wenn man bedenkt, wie viele in so einer 500 Gramm Schale aus dem Supermarkt sind, oder?

Nun ja, fettreiche Nahrungsmittel waren einfach effektiver, wenn es darum ging, Energie zu bekommen!

Und deshalb schmecken uns Chips, Pizza, Burger und Ähnliches wohl auch immer noch so gut. Fett ist ja auch ein Geschmacksverstärker und -träger. Du siehst also grad auch, wie das alles zusammenhängt, oder?

Fett ist unser Freund.

Und nicht nur wegen der Energiedichte. Sondern auch deshalb, weil die richtigen Fette unsere Gefäße schützen und die inneren Organe umgeben.

Doch ein Punkt ist noch ganz entscheidend und den hab ich zuvor schon kurz angesprochen. Fett hilft uns Fett zu verbrennen!

Klingt komisch, ist aber so und ist auch nachvollziehbar, wenn man Folgendes einmal überlegt:

Der Körper ist darauf getrimmt möglichst viel Fett einzuspeichern falls Zeiten kommen, in denen die Nahrung knapp wird, richtig?

Doch was ist, wenn man dem Körper genug Fett liefert? Richtig, dann hat er nicht das dringende Bedürfnis jedes noch so kleine Milligramm sofort einzuspeichern.

Mehrere Untersuchungen haben gezeigt, dass eine Einnahme von Fett hilft, das Bauchfett zu schmelzen und den Fettstoffwechsel anzuregen.

Doch aufgepasst! Zu viel des Guten hilft natürlich auch nicht und sei Dir bewusst, dass es nicht sofort funktioniert. Dein Körper muss sich wie bei allem, ja erst einmal darauf einstellen.

Das heißt es kann gut sein, dass Du erst einmal zunimmst, wenn Du vorher Fett so gut es ging vermieden hast.

Was sind Fette/Welche Fette gibt es?

Doch kommen wir jetzt erst einmal zu der Frage, was Fette überhaupt sind. Und welche Fette es gibt.

Nun ja, was Fette sind braucht Dich eigentlich nicht weiter zu kümmern. Das Einzige, was Du wissen solltest, ist dass sie die besten Energieträger sind.

Doch sie liefern keine schnelle Energie im Gegensatz zu Kohlenhydraten. Weil sie eben eine doppelt so hohe Energiedichte wie Kohlenhydrate besitzen, brauchen sie auch eine Weile länger, um verbrannt und somit verdaut zu werden.

Das solltest Du beachten, wenn Du sie vor einer körperlichen oder geistigen Anstrengung zu Dir nehmen möchtest.

Vorm Training oder wenn Du geistig produktiv sein möchtest, solltest Du also auf fettreiche Speisen verzichten. Auch deshalb, weil die Verdauungsorgane viel Blut benötigen, um sie zu verdauen. Du wirst müde.

Iss solche Speisen also am besten nach Feierabend, aber nicht zu spät abends.

Nun noch schnell zu der Frage, welche Fette es gibt.

Ganz einfach gesagt gibt es ungesättigte und gesättigte Fettsäuren. Es gibt natürlich noch mehr Unterscheidungen, aber mehr brauchst Du erst einmal nicht zu wissen.

Was ist dabei der Unterschied?

Der Unterschied liegt in der chemischen Zusammensetzung. Doch bevor Du jetzt die Hände über dem Kopf zusammenschlägst und denkst: “Boa jetzt bitte nicht Chemie”, beende ich dieses Thema auch schon hiermit.

Denn Du brauchst eigentlich nur zu wissen, dass die ungesättigten Fettsäuren leichter für den Körper zu spalten sind und deshalb weniger Energie dafür benötigen als gesättigte.

Okay, schön und gut, das habe ich verstanden, wirst Du vermutlich gerade denken. Doch woher weiß ich, wo welche vorhanden sind?

Eine gute Faustformel ist, dass in pflanzlichen Lebensmitteln wie Nüssen, Ölen, Samen und Körnern hauptsächlich ungesättigte Fettsäuren vorhanden sind und in verarbeiteten Produkten wie Schokolade, Chips, aber auch Fleisch gesättigte Fettsäuren vorhanden sind.

Pflanzliche Fettlieferanten kannst Du also bedenkenloser als verarbeitete Lebensmittel oder Fleisch essen.

Das war es auch schon dazu.

Welche brauchen wir?

Kommen wir damit zur wichtigen Frage, die auch oft falsch beantwortet wird. Und zwar: Welche Fette brauchen wir denn nun? Ist Fett nicht gleich Fett und wenn die ungesättigten leichter für den Körper zu spalten sind, reicht es dann nicht, wenn wir nur solche zu uns nehmen?

Leider nicht.

Der Einfachheit halber verzichte ich jetzt auf wissenschaftliche Erklärungen, die Du Dir vermutlich eh nicht allzu lange merken kannst und sage Dir:

Du brauchst alle Fette. Gesättigte wie ungesättigte und selbst die in letzter Zeit so verpönten Transfette.

Jedoch solltest Du trotzdem ungesättigte Fette aus pflanzlichen Quellen, sowie Fette aus

Meeresfrüchten bevorzugen, da diese die gesünderen sind.

Grad Omega 3 und Omega 6 Fettsäuren sind enorm wichtig für den Muskelaufbau und Fettverlust.

Wo diese zu finden sind, erfährst Du gleich in der Auflistung der fettreichen Lebensmittel.

Fettreiche Lebensmittel

Hier sind sie auch schon. Die Top-Lebensmittel, wenn es um eine gesunde Fettversorgung geht !

Meeresfrüchte: Ob Fisch, Krebstier oder Austern, sie alle enthalten äußert gesunde Fette und sind dazu noch proteinreich! Zwei Mal die Woche sollte Fisch auf dem Speiseplan stehen, damit machst Du alles richtig!

Nüsse: Ob Walnuss, Macadamia, Erdnuss, Mandel, Cashew-Kerne oder Paranuss. Alle enthalten überwiegend ungesättigte Fettsäuren und sind extrem gesund. Baue Nüsse also in Deinen Speiseplan ein, wenn Du nicht grade eine Nussallergie hast.

Samen, Körner, Öle: Sesam, Chiasamen, Sonnenblumenkerne oder Öle, alles ist gut für Dich. Rein damit.

Weiteres: Auch Oliven oder Avocados enthalten gute Fette für Dich und Deinen Körper.

Diese Auflistung betraf jetzt in erster Linie "gesunde" Fette, doch letztlich sind alle Fette gesund, weil wir alle benötigen. Fette aus Schweinefleisch oder Rind sind also auch notwendig und wichtig.

Du solltest jedoch möglichst auf Fette aus verarbeiteten Lebensmitteln wie Milchschokolade, Pizza, Fast Food im Gesamten, Chips und Ähnliches verzichten!

Spurenelemente und Mikronährstoffe

Kommen wir also ohne Umschweife direkt zu einem Thema, das nicht vernachlässigt werden darf, auch wenn der Bedarf danach noch so klein ist.

Den Mikronährstoffen, Spurenelementen, Vitaminen und Ähnlichem.

Zunächst zu der Frage, was das eigentlich ist.

Nun ja, wie der Name schon verrät, handelt es sich hierbei nicht um Nährstoffe, die wir in Massen bräuchten. Sondern ganz im Gegenteil. Wir brauchen diese Nährstoffe nur in kleinen Mengen oder gar in "Spuren".

Wenn wir manche von ihnen in großen Mengen zu uns nehmen würden, würde das sogar dazu führen, dass sie uns belasten oder gar leicht vergiften!

Doch keine Angst, so schnell kann man sich damit auch nun wieder nicht "vergiften".
Dazu müsste man schon außerordentlich große Mengen davon zu sich nehmen, was wohl niemand großartig machen wird.

Nun behandeln wir also zusammengefasst Nährstoffe, die äußerst wichtig sind, aber die wir nicht in großen, sondern in kleinen Mengen oder gar Spuren benötigen.

Doch warum sind diese so wichtig?

Weil sie einen geregelten Ablauf der ständig in unserem Körper stattfindenden Prozesse und Abläufe regeln!

Und weil oft vernachlässigt wird, dass wir viele dieser Mikronährstoffe zum Teil auch schnell ausschwitzen!

Das heißt, wenn Du viel schwitzt und viel Wasser lässt, kann es sein, dass Du irgendwann einen Großteil der wichtigen Mikronährstoffe heraus befördert hast.

Vitamin C zum Beispiel ist wasserlöslich und wird dadurch zum Teil ausgeschwitzt oder wenn man mehr als genug davon im Körper hat, auf anderem Wege aus dem Körper gelassen.

Dabei wird durch Vitamin C bekanntlich das Immunsystem unterstützt. Doch ebenfalls durch Vitamin E und wiederum ebenfalls durch sekundäre

Pflanzenstoffe, die antioxidantisch wirken.

Ich weiß, das klingt grad etwas kompliziert. Von daher erkläre ich Dir schnell, was ich mit sekundären Pflanzenstoffen und mit „antioxidantisch“ meine.

Sekundäre Pflanzenstoffe sind Stoffe, die auf den ersten Blick nicht viel hermachen, aber den Körper bei seiner Funktionsweise unterstützen. Um einen gesunden Körper zu gewährleisten, sollte man diese also nicht außer Acht lassen.

Denn auch in der Wissenschaft gewinnen diese kleinen Helfer immer mehr an Bedeutung.

Wo sind sie zu finden?

Nun ja in allem Pflanzlichen. Das heißt in Gemüse und Obst, aber auch in Tees, weil Tees aus getrockneten Pflanzenbestandteilen bestehen.

Soweit dazu.

„Antioxidantisch“ meint ganz einfach erklärt, Folgendes:

Durch die Luft nehmen wir ja auch täglich ganz viele Schadstoffe auf. Das hat zur Folge, dass wir viele Stoffe aufnehmen, die unsere Zellen schädigen wollen. Dagegen gibt es Antioxidationsmittel, wie Vitamin C zum Beispiel oder Vitamin E oder noch viele andere.

Dann gibt es natürlich noch die Mineralstoffe, die zum Beispiel zum Teil auch im Mineralwasser vorhanden sind. Mineralwasser heißt ja deswegen so und nicht weil es sprudelt.

Diese Mineralstoffe sind zu unterteilen in Mengenelemente, wie Magnesium, Calcium, Kalium und in Spurenelemente, wie Eisen, Zink, Selen und Ähnlichen.

Sowohl die Mengenelemente, von denen der Körper etwas mehr benötigt als auch die Spurenelemente sind wichtig für das reibungslose Funktionieren des Körpers.

So unterstützt Zink zum Beispiel das Immunsystem, sorgt für ein gutes Hautbild, erhöht in Kombination mit Protein die Testosteronbildung und nimmt eine Schlüsselrolle im Fett-, Kohlenhydrat- und Eiweißstoffwechsel ein.

Du siehst also bereits am Zink, dass dieses Spurenelement, von dem Du also nur wenig benötigst, einen immensen Einfluss auf Deine Gesundheit nehmen kann!

Genauso Vitamin D, das Vitamin, welches eigens vom Körper bei Sonnenschein gebildet wird. Du kennst das doch auch, wenn der Herbst naht, dass Du Dich dann niedergeschlagen und müde fühlst und irgendwie Deine Laune im Keller ist, oder?

Nun gut, das hat mit vielen Faktoren zu tun, wie kälterem Wetter und dadurch mehr Belastung für Deinen Körper. Dann den Grippeviren, die vermehrt durch die Luft fliegen, weil alle Welt scheinbar krank wird.

Aber auch hängt das mit einem gewissen Vitamin D Mangel zusammen!

Denn im Sommer geht´s uns ganz anders, wenn wir reichlich davon produzieren können, weil die Sonne knallt, wie ein Luftballon bei einem Nadelstich.

Natürlich haben auch noch weitere Vitamine und Mineralstoffe Einfluss auf unsere Gesundheit, aber jetzt jedes Einzelne aufzulisten und etwas dazu zu erzählen, würdest Du Dir wahrscheinlich erstens eh nicht merken können.

Zweitens, und das ist viel wichtiger, wirst Du bereits verstanden und gesehen haben, dass jedes Einzelne dieser Mikronährstoffe einen großen Einfluss auf die körperlichen Prozesse nimmt.

Das ist deshalb wichtig, weil sich dadurch wiederholt, was ich zuvor an anderer Stelle schon gesagt habe.

“Iss vielfältig”.

Dadurch kannst Du gewährleisten, möglichst viele dieser “Gesundheitsbooster” zu Dir zu nehmen.

Und aufgrund der sekundären Pflanzenstoffe, solltest Du auch vornehmlich in Erwägung ziehen mehr Tees zu trinken und vermehrt Obst und vor allem Gemüse zu Dir zu nehmen.

Mehr musst Du zu den Mikronährstoffen eigentlich nicht wissen. Nichtsdestotrotz hab ich mir überlegt ein paar wichtige noch abschließend aufzulisten und deren Nutzen zu erklären, die Du vermutlich immer mal wieder brauchen wirst.

Zink: Gut fürs Immunsystem, wird zur Bildung von vielen Hormonen benötigt, reguliert den Stoffwechsel von Fett, Kohlenhydraten und Proteinen, außerdem für ein gesundes Hautbild.

Magnesium: Gut für das Nervenkostüm, hilft also dann auch gegen Müdigkeit, Konzentrationsschwäche, Unruhe, und ähnlichen Symptomen. Aber allgemein bekannt, hilft es auch gegen Muskelkrämpfe.

Eisen: Unterstützt die Bildung der Blutkörperchen, somit unterstützt es auch den Transport von Sauerstoff.

Besonders Frauen sollten darauf achten, genug Eisen zuzuführen, da sie durch die Menstruation oder Schwangerschaft dann einen erhöhten Bedarf aufweisen.

Vitamin C darf natürlich auch nicht fehlen. Dessen hauptsächlichen Nutzen brauch ich Dir denke ich nicht noch erklären. Aber es unterstützt auch die Aufnahme anderer Nährstoffe, wie Zink.

Wenn Du auf die Aufnahme dieser Vier achtest, wird es Dir schon deutlich besser gehen.

Du siehst also zusammenfassend, dass kein Nährstoff etwas ohne den anderen ist. Bloße Magnesiumkapseln zu schlucken verbessert zwar auch die Hormonbildung, aber diese können ja nicht ohne Proteine gebildet wird.

Ebenso ist eine gleichzeitige Aufnahme von Eisen mit Vitamin C einfach viel effektiver, weil es die Verwertbarkeit des Eisens drastisch erhöht.

Die Mikronährstoffe und Makronährstoffe unterstützen und verbessern sich also gegenseitig.

Abschließend muss daher nach wie vor gesagt werden:

Willst Du gesund leben musst Du möglichst lokal, möglichst ausgewogen, möglichst frisch und vor allem vielfältig essen!

Das war´s auch schon zu den Mikronährstoffen, da Du Dir eher selten Gedanken machen musst, ob Du zu wenig von diesen aufnimmst. Diese sind nämlich heutzutage meist ausreichend in unserer Nahrung vorhanden.

Falls Du dennoch, obwohl Du meinen dringlichen Rat befolgst, vielfältig zu essen, irgendwelche Mangelerscheinungen hast, gehe doch am besten zum Arzt und lasse einfach mal eine Blutuntersuchung machen.

Dies ist besonders dann wichtig, wenn Du überlegst Dir Mineralstoffe zuzuführen, die in Überdosis giftig sein können, wie Eisen zum Beispiel.

Befolge also auch dabei den Rat der Ausgewogenheit und iss alles in Maßen und ergänze nicht eine Sache in Massen.

Ich gebe zu, dass dieses Kapitel etwas länger war, aber ich möchte ja auch, dass Du etwas lernst.

Damit Du allerdings das Gelernte auch gut behältst, fasse ich Dir die Kernaussagen dieses Kapitels noch einmal zusammen:

- Iss 1,5 – 2 Gramm Proteine PRO TAG, wenn Du einen guten Muskelaufbau und Stoffwechsel gewährleisten willst

- Trinke dann aber auch 3 – 4 Liter Wasser täglich.

- Trotz der Wichtigkeit der Proteine solltest Du Fette und Kohlenhydrate nicht vernachlässigen. Iss zumindest vor und nach dem Training gute, komplexe Kohlenhydrate aus Vollkornprodukten und evtl. vor dem Schlafengehen, wenn Du nervlich auch irgendwie am Ende bist.

- Ansonsten iss ein wenig Fett hie und da, möglichst aus gesunden Quellen

- Beobachte Deine Fortschritte und stelle hie und da etwas an Deiner Ernährung um, wenn Du merkst, dass etwas nicht funktioniert

- Benutze evtl. Fitness- und Ernährungstracker. Eine gute Seite ist www.fddb.info

- Vernachlässige die kleinen Gesundheitsbooster, die „Mikronährstoffe“ nicht

Abschließende Worte

Wenn Du es bis hierhin geschafft hast, gehörst Du zu wenigen Leuten, die wirklich etwas in ihrem Leben verändern wollen. Damit bist Du Deinem Ziel schon einen großen Schritt näher als die meisten anderen.

Dafür möchte ich Dich an dieser Stelle schon einmal beglückwünschen! Doch die Reise zu Deinem knackigen Sixpack endet hier nicht. Sie beginnt hier erst!

Du hast jetzt das nötige Wissen, um Deine Reise anzutreten.

Auf Deinen Schultern trägst Du das nötige Werk- und Rüstzeug. Du hast etwas darüber gelernt, warum es sinnvoll ist oder sein kann, ein Sixpack zu haben und warum auch nicht. Des Weiteren weißt Du nun auf welche wesentlichen Faktoren es ankommt.

Nämlich auf einen niedrigen Kfa, ausgeprägte Bauchmuskeln, das richtige Timing der einzelnen Nährstoffe in der Ernährung und ein paar „Sixpackbooster“.

Anschließend hast Du noch eine Menge über Training erfahren und warum bestimmtes Training wichtig für Deinen Erfolg beim Sixpack ist. Ebenso hast Du einen kleinen Ablaufplan, sowie ein paar beispielhafte Trainingspläne erhalten, um Deine Muskulatur konkret beim Aufbau zu unterstützen.

Als Letztes habe ich Dir einen verhältnismäßig großen Überblick über das Thema Ernährung gegeben. Ich habe dabei Wert darauf gelegt, dass Du nicht nur Tipps und Wissen erhältst, was Du benötigst, um ein Sixpack bald vorzeigen zu können.

Stattdessen sollst Du Dich auch allgemein gesünder ernähren und das Wissen aus diesem letzten Kapitel dazu nutzen, die Wichtigkeit der Ernährung besser einschätzen zu können und somit allgemein etwas über Ernährung lernen.

Vieles wird Dir bekannt vorgekommen sein und wirst Du vielleicht so oder so ähnlich schon einmal gehört haben. Ich will Dir dabei nichts vormachen. Jedoch habe ich so konkret noch nichts in anderen Büchern gefunden, was das in der Art und Weise beschrieben hätte.

Damit hoffe ich inständig Dir endlich die Augen geöffnet und es Dir möglichst leicht gemacht zu haben, ein Sixpack zu bekommen.

Allerdings gibt es noch eine Sache, die ich Dir nicht verraten habe. Denn etwas hat mir ehrlich gesagt noch einmal besonders geholfen.

Denn das Wissen um Ernährung ist schön und gut. Doch wenn man keine Rezepte hat, die einem schmecken, dann macht man sich meist nicht die

Mühe darüber nachzudenken, was man kochen könnte.

Dann kocht man entweder nur langweilige Sachen oder verfällt in alte gewohnte Muster und gibt auf.

Daher habe ich mir dieses Ebook noch zugelegt: „Abnehmen ohne Hunger – Die Ernährungspläne".

Hat ehrlich gesagt nur ein paar Döner gekostet, die ich mir dann nicht gekauft und stattdessen seitdem auf meine Ernährung geachtet habe. Schaue es Dir am besten selbst einmal an und klicke auf den Link.

Falls Du jedoch noch Fragen oder Anregungen an und für mich persönlich haben solltest, zögere nicht und schreibe mir eine E-Mail unter: Kontakt.Benjamin.Melzer@gmail.com

Ansonsten kannst Du mir und vor allem anderen noch einen Gefallen tun, indem Du eine Rezension auf Amazon schreibst, warum Dir dieses kleine Buch weitergeholfen hat, sodass es auch anderen zukünftig helfen kann endlich zu ihrem Sixpack zu gelangen.

Nun bleibt mir nicht mehr viel übrig, außer Dir viel Kraft, Durchhaltevermögen, Geduld und Spaß zu wünschen. Es wird ein harter Weg, aber er wird sich lohnen.

Wenn Du nämlich erst einmal ein Sixpack hattest, weißt Du wie es geht und kannst es wieder bekommen, wann immer Du willst!

Kleine Schritte führen zum Erfolg, aber Du musst sie auch gehen! Also los geht´s!

Dein Benjamin Melzer

Haftungsausschluss

Der Inhalt dieses eBooks wurde mit großer Sorgfalt geprüft und erstellt. Für die Vollständigkeit, Richtigkeit und Aktualität der Inhalte kann jedoch keine Garantie oder Gewähr übernommen werden. Der Inhalt dieses eBooks repräsentieren die persönliche Erfahrung und Meinung des Autors und dient nur dem Unterhaltungszweck. Der Inhalt sollte nicht mit medizinischer Hilfe verwechselt werden. Es wird keine juristische Verantwortung oder Haftung für Schäden übernommen, die durch kontraproduktive Ausübung oder durch Fehler des Lesers entstehen. Es kann auch keine Garantie für Erfolg übernommen werden. Der Autor übernimmt daher keine Verantwortung für das Nicht-Erreichen der im Buch beschriebenen Ziele. Dieses eBook enthält Links zu anderen Webseiten. Auf den Inhalt dieser Webseiten haben wir keinen Einfluss. Deshalb kann auf diesen Inhalt auch kein Gewähr übernommen werden. Die verlinkten Seiten wurden zum Zeitpunkt der Verlinkung auf mögliche Rechtsverstöße überprüft. Für die Inhalte der verlinkten Seiten ist aber der jeweilige Anbieter oder Betreiber der Seiten verantwortlich. Rechtswidrige Inhalte konnten zum Zeitpunkt der Verlinkung nicht festgestellt werden.

Impressum

Autor: Benjamin Melzer

Sixpack-Guide für Anfänger – Wie Du wirklich durch effektives Bauchmuskeltraining Bauchfett loswerden kannst und einen sexy Waschbrettbauch bekommst (inklusive Bauchmuskelübungen und Trainingsplan)

c/o Ucount Media UG (haftungsbeschränkt)

Geschäftsführer: Johannes Bruns, Benjamin Melzer und Branko Dacevic

Sitz: Dachsweg 26, 50859 Köln

Erstauflage im Selbstverlag

Druck erfolgt per Amazon Europe (Amazon Media EU S.à r.l., 5 Rue Plaetis, L-2338, Luxembourg)

22455431R00096

Printed in Poland
by Amazon Fulfillment
Poland Sp. z o.o., Wrocław